装丁 —— 岡　孝治

目　次

第**1**部
［レクチャー］
生きられた身体のリハビリテーション（田中彰吾）…………………………… 1

はじめに―リハビリテーション・身体性・自己 ……………………………………… 3

1 経験の流れの中にある自己―ミニマル・セルフ ………………………………… 5
　暗黙の次元に目を向ける　5
　ミニマル・セルフとは何か　7
　所有感と主体感―リハビリテーションの文脈で考える　9
　させられ体験―精神疾患に見られる主体感の障害　11

2 経験に介入する「私」―反省的自己 …………………………………………… 13
　反省が始まる場面　13
　反省的自己の起源にある身体性　15
　発話を通じたリフレクション　17
　視覚における主我と客我　19
　自己意識的感情とリハビリテーション　22

3 言語とナラティブの獲得 ………………………………………………………… 24
　身体から言語へ、一次的間主観性から二次的間主観性へ　24
　二次的間主観性とリハビリテーション　26
　経験を語るということ―ナラティブとは何か　28
　反実仮想から「精神」へ　30

4 物語としての自己―ナラティブ・セルフ ……………………………………… 33
　ナラティブ・セルフとは？　33
　物語の主人公としての「私」　35
　過去の出来事と現在の自己を結ぶプロット　37
　将来の自己像と現在を生きる動機　38

おわりに―ナラティブ・セルフとリハビリテーション …………………………… 41

第2部

［対話］
リハビリテーションの臨床と現象学の方法（本田慎一郎、田中彰吾）………… 47

「身体」という入り口をどのようなものとして考えていくのか …… 49

「間身体性」という共鳴が生み出すもの …… 52

「ミニマル・セルフ」と「ナラティブ・セルフ」とを架け橋する対話 …… 55

「からだの状態をその人の意識に届けるための言葉」を探す …… 60

「身体図式」は「ミニマル・セルフ」の起源 …… 64

「身体図式」とは行為の可能性の「堆積」 …… 67

「ナラティブ・セルフ」…これは、私が生きている世界だ …… 72

「運動イメージは言語である」の意味すること …… 77

「地平」…私の「身体」が知っている世界 …… 84

「エナクティビズム」…行為が生み出す世界 …… 92

「身体」と「言語」と、その「間」 …… 94

「セラピストの言語」というスキル …… 98

「生きられた」という言葉の現象学における意味 …… 101

「他者の身体」との関わりが「私の身体」を生み出す …… 102

「開かれた身体」ということの現象学的意味 …… 105

「経験と言葉とがイーヴンである」ということの現象学的意味 …… 110

「ただ、結び合わせよ…」 …… 113

［対話を終えて］
現象学の受肉（田中彰吾）　119
リハビリテーション現象学へ（本田慎一郎）　122

第1部

［レクチャー］
生きられた身体のリハビリテーション

田中彰吾

はじめに―リハビリテーション・身体性・自己

　理学療法でも作業療法でも、およそリハビリテーションの臨床において最初の手がかりになるのは患者の身体性だろうと思います。ここで言う「身体性（embodiment）」とは、身体の構造・機能・形態などの生理学的・解剖学的次元だけを指すのではなく、その身体でどのような行為ができるか（あるいはできないか）、どのような行為をしがちかといったスキルや習慣の次元までを含みます。

　一例として、「歩き方」について考えてみましょう。一般に歩行とは、左右いずれかの足が接地している間に逆側の脚を前に振り出して足裏が接地するという運動を繰り返し行うことを言います。このように定義するとあらゆる歩行が同じものに分類されてしまいますが、ひとたび「歩き方」に着目すると一人一人がきわめて多様であることに気づきます。歩幅が狭くいかにも高齢者然とした歩き方の人もいれば、上半身がゆっくりと左右に振れていかにも「のそのそ」とした歩き方の人もいます。膝が内側に向いたいわゆる「内股」で歩く人もいれば、逆に外側に向いた「がに股」で歩く人もいます。体幹をまっすぐに保つ歩き方の人もいれば、体幹が左右または上下に大きく揺れる歩き方をする人もいます。「歩き方」それ自体が、いわばその人の身体性を凝縮して表現しており、「その人らしさ」をよく表しているように感じられます。

　このような話から始めているのには理由があります。リハビリテーションの臨床では、患者の身体に備わる機能（とりわけ運動機能）をどのように回復し高めていくかに焦点が当てられますが、「身体性」に広く着目するなら、最終的には患者一人一人の「その人らしさ」が問われているという事実に目を向けてもらいたいからです。もちろん、脳損傷やその他の疾患によって失われた身体の運動機能を回復したり代替したりすることが重要なのは言うまでもありません。ただし、リハビリテーションを通じて獲得（あるいは再獲得）された機能が、新しいスキルとして過去の身体性を上書きし定着するところまでいかなければ、患者本人にとっては「歩けるようになったのにしっくりこない」「動かせるようになったのに、自分の手を取り戻した実感がわかない」といった感じ方から抜け出られない場合がありえます。

そうした意味で、リハビリテーションの過程は、物理的な次元での身体の損傷を経て、運動学習とともにそこから新たな身体性が立ち上がってくる過程であり、さらには、新たな身体性とともに新しい「その人らしさ」が獲得される過程でもあります。言い換えれば、身体性に由来する自己のあり方、すなわち「身体化された自己（embodiedself）」が、身体機能を回復するセラピーの根底あるいは背景で問題になり続けているのです。

　従来のリハビリテーションでは、身体性にともなう患者の自己のあり方はそれほど明確に焦点化されてこなかったように思います。他方で、リハビリテーションに従事して患者と日々向き合っているセラピストの中には、患者の自己のあり方こそが隠れた問題であると感じている人たちも多いのではないでしょうか。身体の機能を取り戻すことだけが問題なのではなくて、自分らしさや自分らしい生き方をもう一度取り戻すことが重要だという問題意識です。本書では、身体性との関連で「自己」を論じるところから始め、自己を構成するさまざまな要因に関連づけながらリハビリテーションに言及するかたちで考察を進めてみたいと思います。

　「自己」は哲学の問いとしては古代ギリシアのソクラテスまで遡る古いテーマですが、ここでは現代のリハビリテーションにつながる文脈で「自己」についての考察を始めることにしましょう。現代における「自己」研究は、脳神経科学の発展に対して哲学が応答することで進展してきました。いわば科学と哲学の共同作業です。その代表的な例が、哲学者S・ギャラガーによる自己論です。ギャラガーは、2000年に発表した「自己の哲学的概念：認知科学にとっての含意」と題する論文の中で、当時の認知神経科学の知見に対応させつつ、自己の概念を「ミニマル・セルフ（最小自己）」と「ナラティブ・セルフ（物語的自己）」の二つに区別し、その後の研究の発展に貢献しています[1]。

　これら二つの概念は以下で詳しく説明することにして、先に本稿の流れについて説明しておきましょう。ギャラガーによるミニマル・セルフとナラティブ・セルフの区別はわかりやすく、認知科学や神経科学の知見との対応を考えるうえでもよくできていますが、これら二つの区別だけでは、身体性と関連づけて自己について考察するには不十分な論点がいくつも残ります。本稿では、ミニマルとナラティブの区別を一方で受け入れつつ、両者の違いを考えるうえで重要になる論点をそのつど付け加えて議論を進めます。

本稿の議論の特徴は、二つの自己の区別のあいだに「反省」「言語」「反実仮想」という論点を加えることで、自己が階層的に複雑化していく様子を描いていることにあります。議論は「身体化された自己」から「ナラティブ・セルフ（物語的自己）」へと広がっていくことになりますが、身体性に着眼しつつ自己という現象に体系的に迫っていくための論点を順番に整理しつつ論じることがこのレクチャーの目標です。また、論点ごとに関連するリハビリテーションの話題を参照しながら―今回は特に共著者の本田慎一郎氏の著作を多く用いて―臨床現場と自己を関連づけて読者にも理解できるよう考察を深めていきます。

1 経験の流れの中にある自己―ミニマル・セルフ

■暗黙の次元に目を向ける

日常生活のありふれた経験を記述することから始めてみましょう。トイレの水を流す ← 小便を出す ← 研究室を出てトイレに向かって歩く ← 便意を催す ← 研究室で参考文献を読んでいる……。これは、私がつい先ほど経験したことをふり返り、時系列を過去に遡りながら書き出したものです。

ひとの経験はこのように、途切れることのない一連の流れとして生じつつ「今ここ」の場面に至っています。全体の流れをひとつひとつの場面に区切って見ると、たとえば「トイレの水を流す」「小便を出す」というようなひとつの「行為」として取り出すことができます。前後の一連の行為と同様に、「トイレの水を流す」というひとつの行為は、私が自分でそうしようと意図して遂行している行為です。

ただし、それを遂行した私自身がそのことをはっきりと自覚していたかというと、そういうわけでもありません。ただ漫然と、トイレの水を流すためにボタンを押すという行為をしたに過ぎません。つまり、暗黙のうちに意識しつつ（ほとんど無意識と言ってもいいですが）ボタンに手を伸ばしそれを押しただけです。研究室を出てトイレに向かって歩く場面では、この「意識」はもっと暗黙かつ漠然としたものだったように感じられます。確かに私は「ボタンを押す」という行為をしたし「トイレに向かって歩く」という行為をしたのですが、その行為をするということをはっきり明示的に意識していたわけではありません。「暗黙の気づき」がともなっていたという程度にとど

まります。

　このような、経験にともなう「暗黙の気づき」を指して、現象学（E・フッサールに始まる現代哲学の一部門）では「前反省的（pre-reflective）」という形容詞を用います[2]。もっと明示的な意識とともに経験をはっきりとふり返る作用を「反省」と呼ぶとすると、そうした明示的な意識がはたらき始める以前の段階で暗黙のうちに生じている意識作用があるため、これを区別して「前反省的」と形容するのです。

　ここで注目して欲しいのは、前反省的な気づきという暗黙の意識作用にも、それに付随してすでに「自己」が生じていることです。ボタンを押してトイレの水を流す、という行為をどれほど漫然と遂行しているとしても、それが「私の行為である」ということに私は前反省的に気づいています。ボタンを押す行為は、けっして私以外の他人がしたことではありません。あるいは、まったく意識がないままに夢遊病のような状態でしたことでもありません。**それは「私の経験」として起こったことです。**

　私たちの日常生活で生じる経験の多くは、ここに記述したように、単に前反省的な気づきとともに生じており、明示的な意識（＝反省）をともなっていることのほうが少ないように思います。ただし、だからといって自己が存在しないわけではなく、何らかの経験が生じている時、経験する主体はそれが「私の経験」であることに漠然とではあれ気づいています。当たり前すぎて的確な言葉にするのがかえって難しいのですが、あらゆる経験にともなう「私の」という感じこそ、もっとも始原的な意味で「自己」と呼びうるものです。現象学者のD・ザハヴィがこの点を的確に要約しています。

　　経験とは別の何かとして、あるいは経験の上にある何かとして、自己を
　　考える必要はない。また、自己と経験の関係を、**所有という外的関係**と
　　して考える必要もない。この、前反省的な私のものという感じ（sense of
　　mineness）に、ミニマルな、あるいは核心的な自己の感覚を認めること
　　もできるのである。[3]

　経験それ自体のうちに「私の」という感じがすでに織り込まれているのですから、「経験とは別の何か」として、あるいは「経験の上にある何か」として自己を構想する必要はありません。ある経験が「私のもの」として与えられているその感じ（sense of mineness）の中にこそ、核となる「私」がすで

に組み込まれているからです。なお、哲学的にはこのような感覚に宿る自己もすでに派生的であるとの指摘もあって、自己の起源をより深い層に求める議論もあるのですが、話が煩雑になるのでここでは立ち入らないことにします[4]。

いずれにしても、ひとが何かを経験している時、その経験は反省以前の気づきを必ずともなっています。そして、その気づきが「この経験は私の経験である」という感じとともに自己を構成しているのです。自分であるという「感じ」という点では、「自己」という言葉よりも「自己感（sense of self）」のほうがしっくりくるかもしれません。

■ミニマル・セルフとは何か

経験に付随する前反省的な自己感は、もっとも単純かつ最小の自己という意味で「ミニマル・セルフ（minimal self）」と呼ばれています。哲学者のS・ギャラガーは、先に言及した論文の中で、ミニマル・セルフの構成要素を二つに区別しています。ひとつは、経験それ自体に織り込まれた「私の」という感じのことで（ザハヴィが言う sense of mineness）、彼はこれを「所有感（sense of ownership）」と言い換えています。経験に備わる「私のもの」という性質、つまり所有性という観点に着目した概念です。

もうひとつは、行為にともなう「私が」という感じです。トイレのボタンを押して水を流す。私は、これが「私の経験」として起こっているだけではなく、「私が引き起こした行為」であることにも暗黙に気づいています。どれほどぼんやり行為しているとしても、私がこの自覚を失うことはありません。このように、「この行為を引き起こしているのは私である」という主体性の感覚のことを、ギャラガーは所有感とは区別して「主体感（sense of agency）」と呼んでいます。自分が行為の主体として振る舞っているその感じのことを指す概念です。

所有感と主体感を区別すべき理由は、不随意に生じる反射や、他者によって引き起こされた受動的行為を念頭に置くとよくわかります。たとえば、歩行中に誰かにぶつかってよろめいたとしましょう。その時、「よろめく」という振る舞いについて、私は自分がこの振る舞いを引き起こしたとはけっして感じません。よろめく経験には主体感がともなわないのです。その一方で、「これは私の経験である」という感じはけっして消えることがありません。

主体感がなくても、所有感は変わらず生じていると言えます。
　つまり、ミニマル・セルフは「所有感＋主体感」という構成になっており、あえて両者の水準を区別するなら、主体感のほうが意図的な行為の水準で生じており、それが消えてもまだ残るより深い水準で所有感が生じているということになるでしょう。いずれにしても、この水準で成立している自己ははっきりとした意識経験以前の暗黙の感じであり、「自己感」と名指すのが適切です。
　ギャラガーは、当時発展しつつあった運動制御の認知神経科学の知見を参照しながら、ミニマル・セルフの議論をこれに対応づけて考察しています。運動制御のメカニズムについては、生体内部（とくに小脳）に備わるとされる「逆モデル（inverse model）」および「順モデル（forward model）」から説明することが当時一般化しつつありました。両者は合わせて「内部モデル」と呼ばれます。逆モデルおよび順モデルが、身体運動に付随する所有感と主体感の生成に対応するというのが彼の考察です。
　論文に掲載された図1を参照しながら説明してみましょう。逆モデルは、ある行為を遂行して特定の結果を得たい場合に、想定される結果から逆算してどのような運動指令を出せばよいかを計算する内部モデルです。たとえ

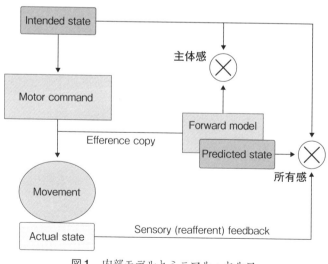

図1　内部モデルとミニマル・セルフ

ば、ボタンを押して水を流す場合、目標とする状態と現在の状態を比べ、ど
の方向に向かってどのくらい大きく手を伸ばせば良いかを推定します（図中
央右の「Predicted state」）。そして、実際に運動指令に沿って手を動かす
と、運動後の身体の状態が生成し（図左下の「Actual state」）、その状態を反
映する固有感覚や視覚の情報がフィードバックされます（図下の「Sensory
feedback」の矢印）。このフィードバックは、運動した後の身体の状態を告
知するもので、これが事前の推定と一致していれば、この運動は私が意図し
た通りの運動として生じた、すなわち「**私の運動として生じた**」という感じ
が所有感として生成します（図右中央の×印）。

　これに対して、順モデルは、そのつど実行しつつある運動指令がどのよう
な結果を引き起こすかを予測しつつ運動を制御するための内部モデルです
（図中央の「Forward model」）。ボタンを押そうとしている私は、まさにどの
方向に向かってどのくらい大きく手を動かせばボタンを押すことができるの
か、瞬間的な予測を行いながら手を動かしています（動いているボールをつ
かもうとする場合はこの種の予測がもっと重要になるのは読者にも想像でき
るでしょう）。私が「ボタンを押す」という意図とともに身体運動を開始する
と、「実際にこのように動けばボタンを押すことができるだろう」という運
動結果の予測が順モデルを通じて刻々と与えられます。私の意図に対して結
果の予測が与えられることによって、「**この運動はまさに私が引き起こしつ
つある**」という主体感が生成します（図上の×印）。

　このように、哲学的な概念を整理しつつ、それを科学的研究のモデルに接
合した点でギャラガーの議論は優れていました。認知神経科学の知見に沿っ
て「自己」という現象を解明する重要な手がかりを与えたのです。

■所有感と主体感―リハビリテーションの文脈で考える

　もっとも、所有感と主体感を内部モデルとの関係で理論的に整理すること
ができるとしても、リハビリテーションの現場でセラピストが出会う現実は
もっと入り組んでいます。ある症例を参考に考えてみましょう。これは、本
田氏の著作『豚足に憑依された腕―高次脳機能障害の治療』の中で取り上げ
られているものです[5]。

　患者（Oさん）は50代の女性で、大脳と延髄を結ぶ橋で出血を経験してお
り、本田氏が担当したのは発症から1ヶ月半後でした。重篤な状態からはす

9

でに脱していましたが、特に右上肢において明確な失調症状を呈しており、揺れと震えで運動のコントロールが十分にできません。失調とは、はっきりした運動麻痺は見られないものの、各種の身体運動における協調性が失われ、日常生活における円滑な動作ができない状態です。初回の面談時の訴えは「また右手で食事をしっかり食べたい。物をしっかり持ちたい。手の震えを止めたい、安定して歩きたい」とのことだったそうです。

　そもそも失調における主な症状は、本人が意図した通りには身体を動かせないことにあります。「私がこの運動を引き起こしている」という主体感は、もっとも基礎的な水準では成立していると見ていいのですが、十全な状態では維持されていないでしょう。右の発言でも、「しっかり」とか「安定して」という言葉にそれが表出しています。つまり、自分の意図で動くことがまったくできないわけではないのですが、自分が思っているほど十分にはできないという主観的な感じ方がこの言葉に表出しています。

　その一方で、この症例を扱った章の扉には「揺れる手は私の手じゃないみたい」というОさん自身の言葉が引用されています。「私の手じゃない」という表現に注目するなら、所有感にも障害が発生しているように読み取れるでしょう。先のモデルで考えるなら、身体からのフィードバック、とくに固有感覚のフィードバックが十分に得られない状態であれば、「私の手」と感じることが難しくなることもありえます。本田氏の初回評価によると、感覚障害として、両側の手指・手関節の表在から深部に中等度の鈍麻が認められたとのことなので、この点は所有感の不十分さに関連しているように見受けられます。

　また、初回評価時に行った指鼻指試験（セラピストの指と患者自身の鼻を交互に触る検査）では、視覚的に確認できるセラピストの指に触れる場合も、視覚的に確認できない自分の鼻に触れる場合も、目標点を外して行き過ぎ、修正しようとしてもやはり行き過ぎるという具合でした。本田氏はここから次のように考察しています——「運動の制御がリアルタイムに入力される視覚情報のフィードバックだけに頼らざるを得なくなった状態で、予測的な運動の遂行が困難となったのではないか。だから運動が行き過ぎては戻るという修正の反復が、目に見える現象としての失調症状なのではないか」[6]。

　この解釈は、患者の運動失調の実態だけではなく、主体感と所有感の障害もうまく捉えているように思います。固有感覚の裏づけのない運動指令は、

順モデルをリアルタイムで適切に作動させることができず、結果的に十分な主体感を得られない状態を生み出します。それと同時に、固有感覚の裏づけのないまま視覚的フィードバックだけが運動遂行後に返ってきても、逆モデルが十分に機能せず、「私の手じゃないみたい」という所有感を欠いた感じ方を生み出しているということでしょう。

　初回評価に基づいて、Ｏさんの訓練は内部モデルを再度うまく使えるようになることに主眼を置いて進められました。リーチングに必要な方向と距離に常にばらつきが見られるため、閉眼で特定の位置を明確に予測してリーチングさせ、その後、開眼して視覚的フィードバックを利用し、運動の結果を確認させます。このように、明確な意識をともなう運動制御を繰り返すことで、一方で残存する運動感覚を通じて予測を強化しつつ順モデルを立て直し、また他方で、視覚的フィードバックを用いて結果の誤差に何度も修正をかけながら逆モデルを調整する、という訓練を重ねたとのことです。

　この訓練は功を奏し、右手の日常動作は大幅に改善されました。スプーンを使って食べる、コップを使ってお茶を飲むといった動作ができるところまで回復したのです。興味深いのは、運動の回復とともに「**揺れないこの手は私の手です**」というＯさんの言葉が紹介されていることです。失調症状によって所有感も主体感も十分に感じられない状態から、まさに自分の手が戻ってきた、という実感を抱いたのでしょう。

　さらに言うなら、この訓練は「以前のように動ける自分が戻ってきた」という感じをともない、ミニマル・セルフの回復にも資するものだったと思われます。身体運動にまつわる所有感や主体感は自己を構成する重要な要因です。それが身体の一部で失われれば、特定の身体運動を介して実現していた生活の一部が失われるとともに、生活の中に組み込まれていた自己の一部が失われます。利き手側で片麻痺に陥ったスポーツ選手はもはや選手として活躍できなくなる、といった例を想像すればわかるでしょう。「動ける」というきわめて単純な事実が、所有感と主体感を通じて「私」を構成しているのです。

■させられ体験─精神疾患に見られる主体感の障害

　話を精神疾患まで広げると、身体運動の障害とミニマル・セルフの障害のつながりをよりはっきり見て取ることができます。主体感の障害について、

統合失調症の症状のひとつとして見られる「させられ体験」がしばしば引き合いに出されます。

　そもそも統合失調症は、自己の「統合」が「失調」をきたしていることが症状の中核にあります。発症期には、実際には聞こえるはずのない声が聞こえる幻聴の体験が生じたり、その幻聴が自分に対する攻撃的な内容や悪口になっていたりします。幻聴が聞こえていない時間帯にも、自分は誰かにつけ狙われているとか盗聴されているといった被害妄想に襲われる場合も多く見られます。妄想はもちろん被害妄想以外にも広がり、客観的な情報や偶然の出来事を自分に関連づけてしまう関係妄想や、自分が偉大な人物の生まれ変わりであると信じてしまう誇大妄想となって現れることもあります。

　このように、そもそも「自己」をまとめる統合性が脅かされているのでミニマル・セルフの障害が連想されるわけですが、させられ体験の症状を見るとこの関連がさらにはっきりします。させられ体験は、自己の身体が動いているものの、自分が動かしているという認知がともなわない状態です。かつて拙著で取り上げた当事者は、「目をつぶって道路を歩かされる」「駅のホームで3回転、体を左回りに回す」「その場でじっとして動けない、動いてはいけない」といった経験を自ら記述していました[7]。先の運動失調と比べてみると、経験の様式が異なっているのがわかるでしょう。失調では、意図した通りに身体が動かない経験が生じているのに対して、させられ体験では、**自己の意図に反して身体がなかば強制的に動かされたり、その場で動かなくさせられたりする**のです。主体感がまったく成立していないのです。

　また、させられ体験では「**自己の身体が動かされる**」と感じています。つまり、身体についての所有感は残存しているのですが、主体感が成立していないのです。この点について、先の内部モデルに沿って理解が試みられています。先の**図1**をもう一度見てみましょう。たとえば、目の前にあるペットボトルをつかんで水を飲もうと意図した場合、第一に、その意図を正確に翻訳する運動指令（図左上の「Motor command」）が一次運動野で生成しなかったとすると、身体そのものが意図に反して動かない可能性があります。これは、当事者が「動いてはいけない」と主観的に感じる経験に対応しているかもしれません。

　第二に、運動指令が生成したとしても、その遠心性コピー（運動結果の予測に用いられる運動指令のコピー、図中央の「Efference copy」）が生成しな

12

ければ、順モデルがうまく成立しないため、「私がこの運動を引き起こしている」と感じることができず、主体感が生成しない可能性があります。さらに、身体運動は実際に生じてその結果が固有感覚を通じてフィードバックされることになるため、主体感がないまま「私の身体が動いている」、あるいは「誰かによって動かされている」と主観的に感じる経験が生じえます。

　内部モデルは、行為の意図、意図を反映する運動指令、運動指令の遠心性コピー、実際の身体運動、運動後の感覚フィードバック、これらすべての要因が適切な時間的順序で連環することで成立しています。このモデルにおいて、一方で遠心性コピーを中心とする順モデルを通じた比較照合が成立せず、他方で運動後のフィードバックを通じて遠心性コピーなき比較照合が生じる時に、「主体感なき所有感」として「自己の身体が動かされる」と感じられる経験が生じているらしい、ということなのです[8]。

2　経験に介入する「私」－反省的自己

■反省が始まる場面

　ところで、前節では「トイレのボタンを押して水を流す」という場面の記述からミニマル・セルフの説明を始めましたが、もしもこの場面でボタンを押しても水が流れなかったとしたら、一体何が起こったでしょうか。私は「あれ、おかしい」と思って、もういちどボタンを押してみるといった行為をしたことでしょう。この時、暗黙の次元で進行していた経験の流れに対して、明示的な意識がはたらき始めていることに注目して下さい。ミニマル・セルフを支えていたのが前反省的な意識の作用だったとすると、経験の流れが妨げられる場面で明示的にはたらき始めるのが「反省」と呼ばれる意識作用です。反省がはたらき始めることで、前反省的な次元で成立していたミニマル・セルフはどのように変化するのでしょうか。それをこの節では検討してみましょう。

　一般に「反省（reflection）」とは－英語のreflectionに「反射」という意味があることからもわかるように－自己に生じたひとまとまりの経験を自己の意識に映しつつふり返る作用のことを言います。筆者が依拠する哲学的立場である現象学では、反省の作用を方法論的にきわめて重視しています[9]。というのも、私たちの日々の経験の多くは暗黙のうちに過ぎ去っていきますが

（これを現象学では「生きられた（lived）」と形容します）、経験の本質を見て取るためにもっとも基礎的な方法となるのが、生きられた経験を反省することに他ならないからです。実は、先に紹介したザハヴィやギャラガーが前反省的自己としてのミニマル・セルフを明確に概念化することができたのも、反省以前の経験を反省するという一見不可能に見える操作を彼らが現象学者として熟知していたからです。生きられた経験を反省することの重要性は、メルロ＝ポンティも『知覚の現象学』の序文で強調しています[10]。

　話を自己との関係に戻すと、前反省的な自己感は、反省が加わることによって明確な**自己意識**（self-consciousness）へと変化します。前節の冒頭で記述したトイレに行く経験のように、一連の場面が滑らかに続いている場合、ひとは暗黙にその経験をただ「生きている」状態にとどまっています。しかし、ある行為に失敗して経験がそこで途切れると、失敗の瞬間に至る一連の流れをふり返って反省し始めるのです。あるいは、失敗という契機がなかったとしても、これから何か重大な出来事が生じそうな時、ひとは周囲の環境を慎重に探索しながら、到来しつつある経験を注意深く意識して待ち構えています。これもまた、前反省的な経験の流れに自己を委ねている状態とは異なり、反省的な意識作用とともに経験の流れに介入している状態です。いわば未来に向かって展望するという仕方で反省が作用しています。このような場面では、前反省的自己感ではなく、反省的自己意識が出現していると言っていいでしょう。

　一例として、自転車に乗って山道を下る経験を考えてみましょう。カーブを曲がり損ねて転倒すると、たんに擦り傷が痛いだけではなく、転倒に至るまでの一連の経験の流れが自然に想起されて「山道を下る途中で転倒した私」の姿がはっきりと像を結びます。「ブレーキをかけるタイミングが遅すぎた」といった、流れの中で失敗を引き起こした場面が特に強く想起されるはずです。また、再び山道を下り始めた後も、こんどは転倒しないように以前より注意深く運転するでしょう。この時、「私」はたんに流れに身を任せて自転車を運転しているのではなく、転倒しないように細心の注意を払いつつ、進行中の行為に「私が自転車を操作する」という明示的な意識とともに介入しながら運転を行っています。こうしてみると、反省は、ただ暗黙のうちに流れているだけだった経験に介入し、「それ以前」の経験の流れを取り出す場面や、「それ以後」の経験に備えている場面で固有の機能を果たして

第1部　レクチャー：生きられた身体のリハビリテーション

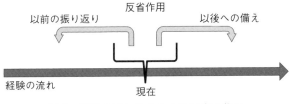

図2　経験の流れに介入する反省の作用

いることがわかります。図2にあるように、滑らかに続いている経験の流れに対して介入し、「それ以前」と「それ以後」に経験を区別し、経験に対する一種の「メタ認知」を構成する作用であることがわかるでしょう。

　草創期の心理学者であり哲学者でもあったW・ジェームズは、自己には二つの側面があることを指摘し、両者を「知る者としての自己」と「知られる者としての自己」として区別しています[11]。つまり、反省とともに立ち上がる自己意識は、自己に生じる経験について認知する意識作用とともに成立しており、認知する側の自己と認知される側の自己から構成されるということです。前反省的自己は、経験の流れの中に、その経験についての気づきが織り込まれていることで自然に構成されていたため、いわば一階建てでした。これに対して、反省的自己は、経験の流れに織り込まれた自己感と、その時間的な流れを遮るようにメタ・レベルで認識している自己とに分かれる点で二階建てになっています（図2）。ジェームズは、認識する側の自己を「知る主体」としての自己という意味で「主我（I）」、認識される側の自己を「知られる客体」としての自己という意味で「客我（Me）」と名づけています。この「主我」と「客我」の二重性こそ、反省的自己の特徴です。

■反省的自己の起源にある身体性

　現象学的な観点からここで考察しておきたいのは、—前反省的な自己感を解明する手がかりが身体行為にともなう所有感や主体感にあったように—主我と客我に二重化した反省的自己もまた、**身体に着目することで解明の手がかりを得られる**ということです[12]。「私」は自らの身体を通じて世界を知覚し、また自らの身体を通じて世界の中で行為する存在です。その意味で、身体は主体としての私＝「主我」がまさに受肉して世界に現れたものに他なりません。しかし一方で、その同じ身体は、私が眺めたり触ったりすることが

できる客体として現れるものであり、「客我」としての一面も備えているのです。

　現象学的身体論の先駆者だったM・メルロ゠ポンティは、自己の身体に備わるこのような両義性（身体が主体であると同時に客体でもあるという性質）に着目して、「反省」という経験の起源を論じています[13]。ひとが自己の身体に触れる時、その接触面では「二重感覚」と呼ばれる独特の感覚が生じます。たとえば、左手で右手の甲を撫でると、左手の指先に右手表面のさらさらとした感じが生じますが、触っているうちに注意が反転して、触れられた右手の側でも左手の指先のじんわりとした温かさを感じ始めます。

　つまり、左手は触れる主体でありながら、逆に右手によって触れ返される客体にもなっているということなのです。こうして、ひとが自己の身体に触れる時は、触れる側でも触れられる側でも触覚が生じているため、この経験は「二重感覚」と呼ばれます。メルロ゠ポンティは**二重感覚という身体的経験の中に反省に発展するものの原型を見出すことができる**と論じています。関連する箇所を引用しておきましょう。

> 　私の左手にとって、私の右手は骨と筋肉のまとまりなのだが、私はこのまとまりの中に、敏捷で活発なもうひとつの右手が包まれたものまたは受肉したものを即座に感受する。そして私は対象を探索するべくその右手を動かすのである。身体は、ひとつの認識機能を実行している最中に、外側から不意に自己自身をつかまえる。身体は、触れているものに触れようとしているのであり、「一種の反省」を素描しているのである。[14]

　二重感覚の経験をよくふり返ってみましょう。私は左手で右手に触れるという経験をしています。右手の表面のさらさらした感じを経験していたかと思うと、その最中、右手が急に感じる側になって左手の指先の温もりを感じ返す。これは、思考の最中に不意に反省が始まる経験の身体的な原型です。ひとは何か考え事をしている時、連想の流れの中に没入し始めたかと思いきや、そこから急に反省が始まって「我に返る」という経験をすることがしばしばあります。つまり、反省には「考える私を考える」「思考するものを思考する」という二重化の契機が含まれています。メルロ゠ポンティによると、この契機はもともと「さわる私をさわる」「触れるものに触れる」という自己身

体に備わる二重感覚を通じて身体レベルで先取りして与えられているのです。

　感覚麻痺に見られるような固有感覚の障害にリハビリテーションの現場で出会っているセラピストは多いでしょう。当然のことながら、固有感覚に障害があると、その身体部位では二重感覚が失われ、感じ方も根本的に変わってしまいます。神経科医として知られたO・サックスは、スキーの最中に事故に遭い、その後しばらく左足の固有感覚を失った状態を自ら経験しています。ギプスを除去した後で感覚のない自らの左足に触れた経験を興味深い筆致でこのように記しています―「さわればさわるほど、その存在感はうすれ、「無」になってしまう。まるで消えてしまったかのようだった。生命を持たない、非現実のもの。もはや自分のからだの一部ではなかった」[15]。

　身体は、ミニマル・セルフを支えているだけではなく、反省的自己を支えています。先にも述べた通り、反省は「リフレクション（reflection）」であり「反射」でもあります。触覚という「鏡」を通じて自己の身体を映し出すことができるからこそ、映った部位を「自分の身体」として認知することができるのです。もしも身体を失ってしまうと、鏡として機能する感覚もなければ、映し出される側の身体もなくなってしまうことになるわけですから、「自己意識」そのものが成立する根拠を失ってしまうことになるでしょう。反省的自己は、身体が自己自身を映し出すところに成立するのです。感覚麻痺は、全身ではなく身体部位に限定されているからこそ、自己を失うところまで深刻にならずに済んでいるとも言えます。

■発話を通じたリフレクション

　場面を変えてリフレクションの構造を捉えてみましょう。自己の身体が主体と客体、主我と客我に二重化して経験されることがここでの焦点です（図3）。触覚ほどわかりやすくありませんが、同じことは聴覚のモダリティでも生じています。他者と会話している場面を考えてみて下さい。私は自ら発話して声を出しています。その声はもちろん相手に向けられたものですが、私は同時にその声を自らの耳でも聞いています。「発話する」という行為に着目すれば私は自己の身体を通じて「発声する主体」として現れていますが、その一方で、私の口を通じて発せられた声は、私の耳を通じて「聞かれる客体」にもなっています。言い換えると、私は自己の身体を通じて「発声する主体」であるとともに「聞かれる客体」でもある、ということです。

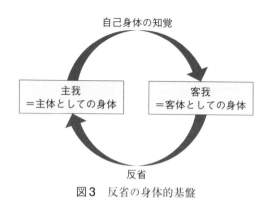

図3　反省の身体的基盤

　つまり、二重感覚の場合と同じように、声を介して「話す－聞く」という関係は主体になったり客体になったり両義的な転換を繰り返しているのです。発話している場面では、どちらかというと「話す」という行為にひとは没入しやすいものです。しかし、ひとたび言い間違いをすると、その瞬間に「聞く」という知覚の側に主体性が移り、発話している自己はその間違いを聞き取られる客体の側に転換します。右手に触れる主体だった左手が、不意に右手によって触れられる客体に転換するのと同じ構造をここに見ることができます。これはまさに、「話す－聞く」という関係においても「反省」という意識作用が生じていることの現れなのです。
　この点に関連して、発達的観点から補足しておくのがよいでしょう。ロシアの心理学者L・ヴィゴツキーは、思考の発達を言語が内面化される過程として捉えています[16]。発達過程にある幼児が最初に獲得するのは他人に話しかける言葉としての「外言」であり、外言を通じて周囲の人々との言語的な相互作用を発展させていきます。後に、これが自己を相手にする架空の内的な対話へと展開することで「内言」へと転化し、内言を用いる個人内での対話が「思考」へと発展していくと指摘したのです。このような指摘は、自らの発する声が「主体かつ客体」「主我かつ客我」という反省的自己の二重性にとって身体的基盤をもともと提供していることを考慮すれば、十分に納得がいくでしょう。言ってみれば、音量ゼロで自分の声を使って自分自身とおしゃべりしている状態が「思考」である、ということです。
　発達障害の一種アスペルガー症候群（自閉スペクトラム障害の一種）の当

事者である綾屋紗月氏は、発声にともなう「話す－聞く」が自身にとっていかに難しいことであるかを詳細に記しています[17]。自閉スペクトラム障害の子どもにはよく見られるのですが、各種の感覚情報を過度に受け取ってしまうため、自分の声と適度な関係を築くのが彼女にとっては幼いころから難しかったそうです。どのくらいの音量で声を出せばいいのかがそもそもわからず、声を出すたびに親から「大きすぎる」「小さすぎる」と指摘されたといいます。そして、声の出し方を考えたり、自分が出した声を耳で確認したりしているうちに、次に何を話すべきかという思考がままならなくなり、また自分の声も意味のある言葉ではなくもやもやした単なる「音」のように聞こえてくるそうです。

　加えて注目すべきなのは、このような内言と思考を抱えた綾屋氏が自分自身について「すぐに自分がほどけてしまう苦しみを抱えた私」[18]と形容していることです。反省的自己が安定して作動するには、自らの「声」を介して「主我かつ客我」であるような関係を構築できる必要があるのです。自閉スペクトラム障害を持つ児童には、相手の言葉をおうむ返しにして繰り返す「エコラリア」と呼ばれる症状が見られる場合がありますが、これは感覚過剰の世界に生きる児童にとって、かろうじて反省的自己を保つ手段になっているように見えます。エコラリアとは違った例ですが、後天的な音声の障害として失語症を生きる患者においても、聴覚的モダリティを通じて反省を行い、反省の中で自己を確認することがきわめて難しくなっている場合があるように思います。

■視覚における主我と客我

　触覚、聴覚に続いて視覚のモダリティでも主我と客我の関係を見出すことができます。ひとは自己の眼を通じて自己の身体を見ることができるからです。自己の身体を自分で見る時、身体は「見る主体＝主我」と「見られる客体＝客我」として同時に現れています。

　ただし、視覚には触覚や聴覚と異なる点もあります。触覚において触れる主体が触れられる客体に転換したり、聴覚において話す主体が聞かれる客体に転換するのとは違って、見る主体が見られる客体に転換するということは生じません。というのも、「見る眼」が「見られる眼」に転換するということは生じないからです——「眼は自らを見ることができない」という言葉があ

るように。例外的にそれに近づく場面があるとすれば、鏡に映った自己の眼球を見るという経験でしょう。ただし、その場合も鏡の側に「見る私」の主体性が回り込んでこちら側の眼球を見つめ返すといった事態が生じることはありません。視覚の一人称パースペクティブは眼球の位置から取り外すことができないのです。

　これは以前から私自身が主張していることですが、視覚のモダリティを通じて自己の身体が「見られる客体」となっていく発達過程では「他者の眼」が重要な役割を果たしています[19]。ひとの眼は頭部に埋め込まれていて自己身体の全体像を自ら把握できないにもかかわらず、成長すると誰もが鏡に映る全身像のような身体イメージを持つようになるのですが、この変化に「他者の眼」が絡んでいるのです。

　一般論として考えると、鏡を見ればそこに自己の全身が映し出されているのだから、誰でも鏡に慣れることで全身の身体イメージを獲得できるのだと考えたくなります。ただし問題は、そのような認知が可能になっていく過程で、「他者の眼から見た私の姿」に直感的に気づく段階が不可欠であるということです。たとえば、大人のチンパンジーには鏡像が自己の姿であることに気づくだけの知性があるのですが、これもチンパンジーが群れの中で育っていくからに他なりません。実際、チンパンジーを単独で飼育した過去の実験では、鏡の前で自分に気づく様子は結局のところ確認できずに終わっています[20]。

　ひとの赤ちゃんも同じで、生まれつき鏡像を自己として認知できることはありません。最初は、他者の視線に気づくところから始まります。生後7ヶ月ごろになると、自己の身体が他者の眼によって見られるものだということを自覚し始め、大声を出したりテーブルを叩いたりして周囲の視覚的注意を引き寄せようと意図するようになります[21]。生後1年を過ぎる頃には、鏡に対してアンビバレントな反応―鏡を見て嫌がったり鏡の前で喜んだり―を見せるようになり、この時期がしばらく続いた後で、最終的に2歳前後でマークテストにパスできるようになります。マークテストとは、鏡を見ないとわからない額や頬などにマークをつけ、鏡を見ながらマークに自然に手を伸ばせるかどうかを確認するテストです。

　つまり、最初ひとは他者に見られる経験を経て、自己の身体が「見られる客体」であることに気づくのです。そして、最後まで自分の眼では見えない

「顔」が鏡に映っているのを見て、それを「自分の顔」として認めるようになるまでに両価的な感情を抱く時期がしばらく続くのです。それを経て、改めて顔を含む全身について身体イメージを心の中に形成していきます。大人になった時に誰もが当たり前に保持している身体イメージも、誕生時に持ち合わせているわけではなく、他者との視覚的な相互作用を経て生じているのです。

　補足ですが、こうして発達過程を辿ってみると、ひとにとって「顔」という身体部位が視覚的に持つインパクトの大きさがわかるのではないでしょうか。顔は、自己と他者の「見る－見られる」という視覚的相互作用において、他者に対して最も早くから露出している部位でありながら、自己に対して最も遅く視覚的に認知できるようになる部位でもあるのです。だからこそ、と言ってよさそうですが、ひとにとって顔とは「自分が何者であるか」という自己アイデンティティを視覚的に示す象徴になっています。

　手元に興味深い資料があるので紹介しておきます。雑誌『National Geographic』日本版の2018年11月号です。「新しい顔で取り戻す人生」という特集の中で、ケイティ・スタブフィールドさんという女性が紹介されています[22]。この女性は、2014年、18歳の時に猟銃を使って自殺を試み、一命を取り留めたものの自らの顔面を吹き飛ばしてしまったという経験の持ち主です。頭部の皮膚と骨を最低限保つ手術を受け、その後21歳で別の女性から顔の組織提供を受け（もちろん別の女性が死亡した後です）、顔面移植手術によって別人の顔で生きているという方です。

　彼女が自分の顔をどう見ているかという言葉は掲載されていないのですが、手術後、自分の顔に触れた時の言葉が紹介されています―「ケイティは気になって母親に尋ねた。もう化け物でも見るように、じろじろと見られない？」。この表現は、私たちが顔をどのように見ているかをよく示しているように思います。顔が変わった彼女は、自分がもはや「ケイティ」としてではなく「化け物」として見られるのではないかと恐れているのです。一般に、私たちはひとの顔を見る時、「この人は誰なのか」ということをお互いに確認するような仕方で見ています。特に顔は自分では見えない部位なだけに、「他者に見られる私」であり、客我としての私自身を最も強く映し出す部位になっているということでしょう。

■自己意識的感情とリハビリテーション

　このように反省の身体的起源について一通り検討すると、「自己身体を客体として把握する経験」が反省の契機になっており、さらにその根底には「自己身体が他者によって客体化される経験」が潜んでいることがわかります。とくに発達過程を検討してみると理解できるように、赤ちゃんは自己身体が養育者によって見られる対象となる場面（たとえば母親の視覚的注意を集める場面）や、聞かれる対象となる場面（たとえば自分の発話に大人の応答が返ってくる場面）を経験し、それを内化することで反省する主体に変化していくのです。

　再び本田氏の『豚足に憑依された腕』に言及すると、同書の最後に、リハビリテーションにおいて羞恥心と自己意識が果たす役割について考察された章があります[23]。紹介されているのは歩行障害のある患者（Pさん）で、特に右足の踵部分の感覚に欠損が見られる症例です。本田氏は、Pさんの右足の知覚を活性化していく中で、右足が床面に接地する感じや接地していない感じを明瞭に感じ分けることができるよう工夫しています。その中で、Pさんが自らの身体の感じ方に自信を持てない様子や、セラピストとのやりとりの中で「気恥ずかしい顔」を見せたりする様子が注意深く記述されています。

　本田氏も考察している通り、恥ずかしいと感じる羞恥心はきわめて人間的なもので、自分が他者にどう思われているか、という点にひとが反応できるからこそ生じる社会的な感情です。このような羞恥心は、患者の自尊心を傷つけるネガティブな経験になりえますが、ポジティブに活用することもできます。本田氏の言葉を借りると、「やろうと思えばできる身体とそうではなくなってしまった身体の差異を、その事実をありのまま受け止めることで生じる感情」[24]として患者が羞恥を経験している場面に着目するといいようです。つまり、以前はできたのに今はできない、この事実を自分でも恥ずかしいとありのままに患者が感じられるのであれば、身体の状態を改善する動機づけとして活用できるということです。

　ここでの議論の文脈に合わせて、羞恥心をめぐる考察を少し広げてみましょう。赤ちゃんは生後18ヶ月ごろから（これは先に見た通り鏡像にアンビバレントな感情を向け始める時期と一致します）、恥、妬み、誇り、驕り等、他者との関係において自己を意識し、かつ自己への評価がそこに含まれるような各種の感情を経験するようになります。これらの感情は、いわゆる喜怒

哀楽のような基本感情とは区別して、「社会的感情」や「自己意識的感情」と心理学では呼ばれます[25]。

　これらの感情は、リハビリテーションの現場でも、患者がセラピストとの関係や他の患者との関係を通じて日々経験しているものでしょう。自己意識的感情は、患者が自己自身に対してネガティブな評価を固定させてしまうきっかけにもなりかねないため、扱い方に慎重さが必要になることは言うまでもありません。ただ、セラピストとの関係に一定の信頼が保たれている中で、率直にこれらの自己意識的感情を扱うことができれば、患者の自己身体をうまく回復へと導く動機づけとして活用することができるはずです。

　先に述べた通り、反省は「自己身体」を対象とする意識作用を契機としており、一般には身体的行為が意図した通りに進まない場面ではたらき始めます。たとえば、人前でうまく課題を遂行できなければ恥を、逆に人前でうまく課題を遂行できれば誇りを感じることでしょう。これらの感情は、それ自体ですでに自己の身体的行為に対する評価を含んでおり、自己身体を対象とする反省を含んでいます。そして反省は、自己の身体的経験に対して意識的に介入するためのきっかけとして機能します。反省的な意識をもって自己の身体に向き合うことで、課題を適切に遂行できない場合と課題を適切に遂行できる場合の身体的な感じ方の違いに気づき、課題をより適切に遂行できるように注意深く行為を導くからです。臨床現場で患者をうまく褒めることの重要性を感じているセラピストは多いと思いますが、課題を適切に遂行できる場合にしっかり褒めてあげることで、患者の自己意識的感情はリハビリテーションを支える良い方向へ作用することでしょう。

　セラピストとして、患者の自己意識的感情に配慮できることは重要です。ですが、それは単に患者の心理面で配慮ができるという意味で重要なのではありません。そうした感情がもともと自己身体および他者との関係に由来しており、リハビリテーションを良い方向に促進するきっかけになりうるという点で重要なのです。

3 言語とナラティブの獲得

■身体から言語へ、一次的間主観性から二次的間主観性へ

さて、話はミニマル・セルフから始まって反省的自己へと拡大してきました。さらにナラティブ・セルフへと話を進めていきたいのですが、その前段で注目しておくべき論点があります。それは、「反省」という意識経験を独特の仕方で発展させる媒体である「言語」についてです。ひとは言語を用いることで、過去の経験の流れをたんにふり返るだけではなく、それを一定の観点から整理して意味づけることができます。たとえば、たんに行為に失敗したというだけではなく、何が原因でどのように失敗したのかという観点からより深く理解することができます。また、未来に向かっても同様に、たんに進行中の行為に注意深く介入するような仕方ではなく、より長期的な時間的展望に立って将来の行動や人生全体について意味のある計画を立てることができます。

自己身体を客体として知覚することで反省が可能になり、反省的自己が成立しているのだとすれば、たとえばゾウのように長い鼻を持つ動物や、イカやタコのように複雑に変形して自己に触れられる軟体動物にも、萌芽的な自己意識が宿っている可能性があります（先に指摘した通りチンパンジーではマークテストを通じてそれを確認することもできます）。しかしそうした動物と人間の間には、言語を持つかどうかという決定的な違いがあります。言語という媒体があることによって、反省的意識をどこまでも詳細に言葉にし、言葉にすることで経験の意味を整理し、より長期的な時間的展望の中に位置づけるということが可能になります。この点で、言語は反省的自己のあり方に決定的な影響を及ぼすのです。

ここでは、ひとが言葉を獲得する過程での重要な転回点を確認しておきましょう。ひとつは三項関係です。言葉は、他者とのやりとりにおいて情報を伝達する機能を持ちますが、その学習を水路づけるのは「自己－他者－対象」という三項関係です。たとえば、発語期の赤ちゃんが「ワンワン」という言葉を発したとして、それが明確な意味を持つには、言葉の指示対象として実在のイヌが近くにいること、発声された言葉の聞き手としての母親が目の前にいることが必要です。発達的に見ると、赤ちゃんと養育者が一緒に特定の

対象に視覚的な注意を向ける「共同注意（joint attention）」が生後9ヶ月ごろに成立することで、この種の三項関係が初めて安定的に機能するようになると言われます[26]。赤ちゃんは、養育者、特に母親の視線を追従することを通じて、母親の視覚的注意が向かっている先にある対象を知覚することができるようになるのです。

　現象学的に見て注目すべきなのは、自己の主観性と他者の主観性が出会う「間主観性」の経験が共同注意を通じて大きく前進していることです。発達心理学者のトレヴァーセンは、もともと現象学の概念である「間主観性」を自らの議論に取り入れ、これを一次的なものと二次的なものに区別しました[27]。一次的間主観性は、赤ちゃんと養育者の二者間での相互作用を通じて成立している間主観性です。赤ちゃんは誕生直後から、養育者が発する声・動き・表情などを知覚しながら、それに呼応しつつ身体をリズミカルに動かしたり声を出したりします。わかりやすい例は「いないいないばあ」でしょう。大人と赤ちゃんとのあいだで身体的な相互作用を通じて、身体運動のリズムと情動的トーンが共有され、非言語的な情報を中心とする原会話（プロトカンバセーション）としての音楽的コミュニケーションが展開します。これが一次的間主観性で、この次元は、言語を獲得した後も消えるわけではなく、成人のコミュニケーションにおいても主に非言語的次元を通じて残存します。

　そして、自己と他者の相互作用が両者を取り巻く共通の状況に媒介されて進展する過程が二次的間主観性です。共同注意は、赤ちゃんと養育者とのあいだで、物に対する注意や、ものが配置されている状況を共有することを可能にし、二次的間主観性の成立をもたらします。指差しに媒介されて共同注意が成立している場面を想像してみましょう。赤ちゃんが指差したものを母親が見るといった場面です。これは、第三項としての物体を自己と他者が間主観的に共有しつつ認知している場面に他なりません。

　さらにここで、「指差し」という身体的ジェスチャーが何らかの音声を付随していると想定して下さい。たとえば、赤ちゃんがイヌを指さして、お母さんがそれを見る。その時、赤ちゃんが指差しと同時に「ワンワン」と発声したとしましょう。この発声は、すでに意味のある言葉の使用になっています。すなわち、二次的間主観性が成立した段階で、**実在する対象を指示する身体的ジェスチャーが音声ジェスチャーへと置き換えられて意味を持つよう**

になること、これが言語学習にとって重要な最初の転回点になるのです（このような学習は生後9ヶ月から12ヶ月ごろにかけて生じます）。身体性から見た言語の獲得とは、自他の身体的相互作用を通じて指示されている対象が、発声のみに対応して対象を指示するように置き換わる過程なのです[28]。

　もちろん、音声が指示できるのはイヌのような個別の対象だけではありません。生後11ヶ月ごろになると、赤ちゃんは大人の一連の振る舞いを見ながら、それを個別の意図的行為として分節して知覚できるようになります（「開始→目標→終了」というひとつの行為を切り出して理解できるようになります）。また、18ヶ月になると、大人がしようとしている行為の目標と、それに失敗した場合の違いについても理解できるようになります[29]。個別の物体や身体をたんに知覚するわけではなく、何らかの意図とともに対象にはたらきかける行為主体（エージェント）として、他者の身体を知覚できるようになるのです。状況の中で行為する主体のあり方を言葉で表現できるようになるには生後2〜3年の時間がかかりますが、これができるようになると「○○が××で△△する」といった表現が可能になります。つまり、「ある行為主体が一定の状況で何らかの行為をする」という初歩的なナラティブ（語り）を生み出すことができるようになるのです。

■二次的間主観性とリハビリテーション

　ところで、本田氏の著作では二次的間主観性の成立がきわめて難しい稀な症例が紹介されています[30]。患者（Iさん）は80代の男性で、左後頭葉・左頭頂葉・左側頭葉に広い範囲で脳塞栓症を患っており、それに由来すると見られる各種の症状を持っています。

　ひとつは感覚性失語（ウェルニッケ失語）です。ひとの会話にはもともと「聞く」と「話す」という二つの契機が含まれています。運動野に近い領域に障害があり、聞くことよりも話すことに障害が出る場合を「運動性失語」と呼び、逆に、話すことよりも聞くことに障害が出る場合を「感覚性失語」と呼びますが、Iさんは後者です。セラピストの呼びかけに対して流暢な返事は返ってくるのですが、発話内容にはっきりした意味がなく、聞いた言葉の意味が伝わっているかどうかも判然としない状態です。

　また、右側空間や右半身の無視があり、車イスで自走すると右側の障害物にぶつけたり、右手でハンドリムを握って回転させることがうまくできな

かったり、右足をフットレストに乗せないまま走行したりしてしまいます。着衣動作でも、左手を袖に通すことができても、右手は入れたつもりになって終わってしまったり、腕を通すべきところに頭を入れようとしたりといったことが起こります。ベッドに腰掛けた状態で靴をはく場面では、たまたまＩさんの左視野に入っていた本田氏の靴を手に取って履こうとするという具合です。

　さらにＩさんとの関わりを難しくしているのは、他人と目が合わないという症状です。「こんにちは」と声をかけると、意味の通じない返事が声として返ってくるのですが、常に薄目を開けているように瞼が下垂していて、首も軽く左を向いており、あいさつが通じているのかどうか心もとない状態です。一方で、どこにも眼を向けることがないわけでもなく、Ｉさんの左側にある鏡を介してセラピストの本田氏とたまたま目が合った瞬間には微笑んでいます。どうやら、その時たまたま視野に入っていて見える対象に自動的に視線が向かうことはあっても、自分から何らかの対象に能動的に注意を向けて「見る」ということをしていないのです（本田氏はこれを「目の失行」と捉えることで理解を試みています）。

　このような症状では、患者とセラピストとの間主観性の世界は、二次的なものから一次的なものに退行せざるをえません。何らかの対象に共に視覚的な注意を向けて共有するということができないからです。仮に視覚的な対象を共有できないとしても、普通の会話ができるなら、音声的な対象を共有することで二次的間主観性を豊かに保つことはできるわけですが、Ｉさんの場合はそれも叶いません。音声的なやりとりもセラピストとの二人称的な関係になってしまい、三項関係になることがありません。しかも目が合うこともほぼないのですから、二人称的な相互作用でさえきわめて危ういのです。

　Ｉさんの作業活動を細かく観察することから本田氏はリハビリテーションの手がかりを見出しているのですが、この過程はきわめて興味深いものです。Ｉさんは右半身に無視があるので右手を有効に使うことがほとんどできないのに、たまたま風船をボールに見立てて遊ぶ風船バレーをしている時に、右手の自然な動きや、ボールを追いかける視線の追従が生じているのが見つかったのです。この場面は次のように記されています。

　風船バレーでは、風船を取ろうとした際に、右手が自然に左手と共に協

調的に同時に動き始めることが高頻度で確認された。一番特徴的なのは、目の動きが反射レベルな自動的な動きに留まらず、何度も継続的に風船を追い、摑み、返し、また追うという意図的な動きが一部観察された点である。驚くことに、この課題の際には両目の眼瞼下垂の傾向が著明に改善され、眼球の運動範囲が一番広いのだ。[31]

　これはまさに共同注意と二次的間主観性をＩさんとの間に回復する手がかりをつかむ大きな発見だったでしょう。実際、本田氏は風船を使ってＩさんの視線をうまく誘導し、目を合わせてアイコンタクトの瞬間を作ることに成功しています。また、風船が一時的に見えなくなる遮蔽の時間・空間を設定することで風船に向かう視覚的注意を自然に拡大し、さらにこの遮蔽の時空をＩさんの右側へと広げていくことで、右側空間の無視を緩和し、注意を自然に右側に拡大することもできたということです。残念なことにＩさんはこの介入から半年を過ぎる頃に再び梗塞を発症して重篤な状態に陥ったそうですが、この事例は、崩壊しかけた二次的間主観性をセラピストの観察力と独創的な訓練で取り戻した貴重な記録と言うことができそうです。

■経験を語るということ―ナラティブとは何か

　話を発達過程に戻しましょう。赤ちゃんが言語を獲得する過程は、まず養育者との二人称的関係の中で始まり、これが物体や他者などの対象を含む三項関係へと拡大していく中で進んでいきます。言い換えると、乳幼児が言語を拡大し、それをナラティブへと拡大していく過程は、現実に与えられた具体的環境の中に埋め込まれた状態で最初は生じてくるということです。言語の特徴として、物理的に実在しない記号の世界を表現する象徴機能がしばしば強調されますが、言語獲得の初期過程はまだまだ具体的な環境に依存しています。

　とはいえ、反省的意識に加えてナラティブ能力を備えた自己は、具体的な環境から象徴的世界へと飛躍するいくつかの契機を得ることになります。ひとつは、反省と言語が結びつくことです。先に説明した通り、日常生活の時間の多くを私たちは前反省的な経験の流れとして生きています。ところが、行為を妨げられ、意図した通りの結果を得られなければ、この流れが破られて反省的な意識が介入し始めます。先の図２を思い出して下さい。ただ漠然

28

といまを生きている状態に反省が介入することで、「いままで」と「いまから」、「以前」と「以後」に経験が時間的広がりを持つようになります。

　ここに言葉が加わると、より長期的な展望のもとで「いま」生じている経験を説明する枠組みが与えられます。なぜ、どのような原因があったから、この出来事がいま起きているのか。たとえば、今日私は学校に遅刻してしまった、という場合。私が遅刻したのは運悪くいつもの電車に乗り遅れたからで、乗り遅れたのは家を出るのがいつもより遅くなったからで、遅くなったのは寝坊したからで、寝坊したのは昨夜寝つきが悪くて遅くまで起きていたからで、寝つきが悪かったのはちょっとした悩みがあったからで……といった具合に説明をどこまでも複雑化することができます。もちろん過去を記憶する能力の発達とともに言語的な想起が豊かになるわけですが、いずれにしても「過去」をふり返る言葉が反省に加わることで、現在の経験がより複雑に構造化されます。「いま」は単に行為と知覚を通じて生きられているのではなく、過去からの因果的連鎖の中で生起する瞬間に変化します。

　未来についても同様です。「いま」生じている経験は、何らかの形で未来の経験を作るものになります。たとえば、明日大事な予定がある場合、何時に家を出るべきか、といった時間のスケジュールを管理しますが、ここでは近未来の予定が「いま」の経験を形成する原因になっています。また、「いま」何らかの行為をすることが、未来の状況を変える原因になる場合もあります。たとえば、2つの学校への入学を選択できる場合、どちらの学校に入学するかによって学校での学びが変わり、出会いが変わり、卒業後の仕事も変わる可能性がある、といった具合です。現在の経験は、未来の自分の姿を決定する原因になったり、あるいは未来の予定を原因として決定されるものになったりします。

　ここで、ナラティブについての基本的な考え方を説明しておきましょう。「ナラティブ（narrative）」とは英語でもともと「語り」「物語」を意味する言葉で、心理学を始めとする人間科学の領域でこの言葉を学術用語として広めるきっかけを作ったのはJ・ブルーナーです。ブルーナーは、人間の思考には互いに還元できない2つの様式があるとし、ひとつを「論理・科学的様式（logico-scientific mode）」、もうひとつを「物語的様式（narrative mode）」と呼んで区別しました[32]。

　論理・科学的様式は、事実を知り、カテゴリーに分類して理解し、事実の

背後にある法則性を追求したり、カテゴリーに区別された事実間の論理的関係を整理したりすることをその特徴としています。物理学を始めとする自然科学ではこのような思考様式がきわめて重視されます。一方、このような特徴に還元されることのない物語的様式は、個人が体験した複数の出来事をつないで筋立て、それを一定のストーリーとして意味を与えるところに特徴があります。つまり、対象から距離を取って客観的に確定できるような事実ではなく、出来事を体験する個人がそこに入り込んでいる文脈を重視し、複数の体験を特定の筋立て（プロット）のもとで結びつけ、信憑性のあるストーリーとして編み上げていくような思考様式のことを指しています。いわば、自分自身を主人公とする物語として、自分の身に起こるさまざまな出来事の連関を理解していくような思考です。

　注目しておく必要があるのは、ナラティブがたんに出来事の時系列を扱っているわけではないということでしょう。物語的様式のもとで自分の身に起こる出来事を認識し、それを具体的なナラティブとして語ることができるためには、「自分の経験」として過去の出来事を保持できる必要がありますし、「自分が経験するかもしれないこと」として未来を想像できる必要があります。つまり、過去の出来事や架空の未来に向かって「自己」を投射し、自己と合わせて想起あるいは想像できる能力が必要です。これは4歳ごろに獲得される、現在を超えて自己を認知する「メタ表象」の能力に関連し[33]、このような自伝的能力が十分に発達してナラティブを幼児が語るようになるのは、就学前の4〜5歳ごろと言われています[34]。この時期を境に、ナラティブ能力は急速に発達していきます。

■反実仮想から「精神」へ

　ナラティブ・セルフを主題として論じる前に、ひとが象徴的世界へと飛躍するうえでもうひとつの重要な契機を取り上げておきましょう。それは、「反実仮想的思考（counterfactual thinking）」です。一般に言語は「〜ではない」という否定系をその用法に含んでいますが、これは私たちの思考に重大な帰結をもたらします。というのも、否定系を含んでいることで、私たちは言葉を通じて、事実とは反対の状態、事実とは異なる状態、現実としては与えられていない状態、現実には存在しない状態など、知覚的に与えられている現実と違った状態を描写することができるからです。

第1部　レクチャー：生きられた身体のリハビリテーション

　たとえば、筆者がこの原稿を書いている場所では、いま外で雨が降っています。これが筆者に与えられた知覚的現実です。ですが、否定系を用いれば、言葉を使った表現としては「いま雨は降っていない」「雨が降っていないとすれば」「雨ではなく雪が降っていたとしたら」など、現実とは違ったさまざまな想像上の状態を描写することができます。つまり、知覚的現実としては与えられていないものの、非現実的な虚偽の状況を想像において現出させるのが反実仮想です[35]。

　本書にとっては姉妹書のような位置づけである『臨床のなかの物語る力－高次脳機能障害のリハビリテーション』の中で、佐藤公治氏がこの点に関連して動物の生きる世界と人間の生きる世界の違いに言及しています[36]。人間と他の生物とのコミュニケーションの決定的な違いは「ないもの」を表現できるかどうかにある、との指摘です。動物の場合、身ぶり手振りで周囲の環境に実際に存在するものを指し示すことはできるのですが、「ないもの」を表示することは可能にならないのです。人間が用いる言葉はきわめて柔軟な表象であり、具体的な状況から解放され、架空の世界を指し示すことができます。

　これと同様の指摘を哲学者M・シェーラーが「世界開在性（Weltoffenheit）」という概念で行っています[37]。シェーラーは、もともと生物学者ユクスキュルの影響を受けているのですが、ユクスキュルが生物の生きる世界を「環世界」と呼んだのに対し[38]、人間が生きている世界は「環世界」と違った性質を持っていると指摘しているのです。ユクスキュルによると、生物はそれぞれの種に応じた環境を生きています。種ごとに異なった身体を持ち、それぞれの身体に備わった運動器で反応でき、感覚器で感知しうるような刺激の集合体としての環境において生きています。また、そうした身体によって適応できる環境に定着することが基本的な生存方略であって、特定の環境を離れることは生物にとってたいていは「死」を意味します。たとえば陸に飛び上がってしまった魚が死んでしまうように、です。つまり、「身の回り」に与えられた世界に適応して生きるしかない点で、生物が生きているのは「環世界」にとどまっています。

　人間ももちろん生物の一種ですので、種として持ち合わせた身体によって適応できる環境を外れて生息できるわけではありません——陸に飛び上がった魚と同じように、酸素のない惑星に飛び出しても生きられません。しか

31

し、人間はこのような環世界だけに拘束されて生きているわけではありません。一般的な生物とは違って、人間は身の回りに与えられた環世界を**全体として対象化して認識する**ことができるのです。シェーラーによると、これが人間に備わる「精神」の能力です。精神は、知性・情動・意志のすべての作用を包括的に備えている存在だとシェーラーは言います。すなわち、ユクスキュルの言うように、種の「身体」と対になって現れるものが「環世界」だったとすると、人間の「精神」と対になって現れるのが「世界」です。言い換えると、環境に埋め込まれた動物的な状態を脱して、世界を総体として捉える「精神」を備えた特殊な生物が人間なのです。

　精神を通じて世界全体を捉え、そこに反実仮想的思考が加わることで、人間は想像力を通じて世界をさまざまに描き直すことになります。反実仮想は、「雨が降っていなければ出かけることができたのに」といった具体的な架空の世界描写にとどまりません。「もしも私がこの両親の子供ではないとすれば」「もしもこの国に生まれていなければ」「もしも私がこの性別ではないとすれば」「もしも私が生まれていなかったとしたら」等々、人生全体についてのナラティブを書き換えるようなラディカルな観点をもたらす反実仮想も多々あります。さらには、「この世界は存在しないことも可能だったはずなのに、どうしていまあるような姿で存在しているのか」「私がこの世に生まれなかった可能性もあったはずなのに、どうして生まれてきたのか」といった哲学的なレベルにまで広がります。

　結局のところ、人間が使う言葉は「〜ではない」という否定形をその用法に含むことで、自己と世界を総体として対象化し、存在論的な問いを発することを可能にします。シェーラーは、世界と対になる人間の能力を「精神」と呼びました。私たちの「身体」に始まる反省の能力は、言語を獲得することで極限まで拡大し、自己と世界について存在論的な問いを発する「精神」へと昇華するのです。もちろん、この精神はもともと身体に始まるものであり、環境と対になって身体が存在するのと同じように世界と対になって存在するのですから、身体と切り離すのではなく身体と連続的に捉える必要があります。

第1部　レクチャー：生きられた身体のリハビリテーション

4 物語としての自己―ナラティブ・セルフ

■ナラティブ・セルフとは?

　さて、前反省的な自己感としてのミニマル・セルフから話を始め、反省、言語の獲得、反実仮想という論点を経て、ようやくナラティブ・セルフ（物語的自己）を主題として論じられる局面に辿り着きました。ひとまず、ナラティブ・セルフがそもそもどのような「自己」であるのか、その定義を確認しておきましょう。冒頭に紹介したギャラガーの論文では、ナラティブ・セルフは次のように定義されています。

> 私たちおよび他者が自己自身について語るところの各種のストーリーにおいて、過去と未来を備えつつ構成される、おおよそ一貫した自己（または自己イメージ）。[39]

　とても簡潔な定義ですが、2つの関連する論点があるので検討しておきましょう。十代で思春期を迎えるころになると、私たちは自分の人生を振り返ることができるだけの十分に長い時間をすでに生きており、それを一定のストーリーに沿って語ることができるようにもなります（ですから将来自分が何になりたいのか、具体的に構想することもできるようになります）。また、大人になればすでに生きた時間はもっと長くなり、経験の記憶もさらに厚みを増していくことになります。

　読者も自身の辿ってきた過去をふり返ってみるといいでしょう。どのような親の元に生まれ、どのような家庭環境で幼少期を過ごし、どのような学校に通い、どのような友人に囲まれて過ごし、どのような仕事に就いて生きてきたのか。このような観点から自己の生い立ちを辿るだけでも十分に長いストーリーになるでしょう。また、そうしたストーリーを人生の時々において友人と語り合ったこともあるでしょう。

　上記の定義に関連して指摘しておきたい第一の論点は、ナラティブ・セルフが「一貫した自己（あるいは自己イメージ）」であるということです。先にブルーナーに即して触れた通り、ナラティブはたんに過去の出来事を時間的な序列のもとで並べたものではありません。複数の出来事をとりまとめる「プロット」（物語の筋）があることで、一連の出来事は悲劇的になったり喜

33

劇的になったり、あるいはサクセス・ストーリーになったり破滅的な物語になったりします。

　もちろん、自己の人生について物語るプロットは最初から決まっているわけではありません。私たちはさまざまな経験を重ねる中で、人生の時間的展開の中にプロットを読み込んでいく存在です。どのようなプロットに沿って語るのであれ、そのナラティブが自分にとって腑に落ちるような語り方があります。この時、プロットにうまくはまらない出来事の記憶はナラティブに包摂されません（そもそもあらゆる出来事をすべて包摂する物語を構築することは不可能です）。ですから、過去に経験した出来事の記憶すべてがナラティブ・セルフに反映されるわけではなくて、自分のプロットの中で物語の一部を構成する重要な記憶と、物語に取り入れられずに忘れられていく記憶があるということです。

　私たちは日々多くの出来事を経験していますが、それらすべてが自己を構成するナラティブに取り込まれるわけではありません。プロットに合うものは取り入れられますし、プロットに合わないものは忘れられていきます。また、既存のプロットに合わないものの、大きなインパクトを持つ出来事である場合、プロットが書き換わるような「事件」となります。臨床現場に関連する経験で言えば、ひとを突発的に襲う病はその代表的なものでしょう。病を経験する以前と以後とで、人生の語り方がまるっきり変わってしまう方もいます。

　また、一貫性との関連で指摘しておくべきなのは、自伝的な枠組みのもとで整理される過去のエピソード記憶が、必ずしも「記録」のように正確ではないということです。心理学者E・ロフタスの一連の研究を通じてよく知られるようになったことですが、私たちのエピソード記憶には、現実に生じていない出来事が虚偽の記憶として紛れ込むことがあります（ロフタスはこのことを性的虐待をめぐる虚偽の記憶として明らかにしています）[40]。

　一般的なナラティブに沿って言うと、私たちの過去の記憶は、それ自体は経験に由来するものだとしても、自分がいま保持しているプロットによって細部が書き換えられてしまう可能性があるということです。自己を構成するナラティブは、過去の記憶を時に「脚色」したものになっている場合がありうるのです。ナラティブ・セルフにとっては、過去の記憶の正確さよりも、現在のプロットを支えるような一貫性のほうが優先されることがあり、その

ような場合、出来事の細部が書き換えられ、なかば虚偽の記憶となることもあるというわけです。

■物語の主人公としての「私」

　第二の論点は、ナラティブ・セルフが物語によって構成されるアイデンティティの感覚であるということです。哲学者のP・リクールは、「物語的自己同一性（ナラティブ・アイデンティティ）」という概念で、人生を語るナラティブがいかにして自己を構成するかを論じています[41]。リクールもやはりプロットを重視します。私たちがさまざまな出来事とともに経験する人生には、必ずしも明確な構造が与えられているわけではありません。ですから私たちは、物語の力を借りてそこに一貫性のあるプロットを見出しながら、人生を解釈しようとします。そして、自分自身を主人公とする物語の観点から一貫性をもって人生を理解することができると、物語に由来するアイデンティティの感覚を得るのです。いわば「ある物語を生きる主人公としての私」という持続的で一貫性のある感覚です。リクールは次のように述べています。

　　　私の考えるところでは、ナラティブは、物語的自己同一性とひとが呼びうるような、個人の持続的な性質を構築する。その物語における主人公の同一性を生み出す筋立て（プロット）に固有の、一種のダイナミックな同一性を構築するのである。[42]

　私たちが参照できる物語には多様なものがあります。起源がよくわからない神話や伝説の類から、小説、映画、ストーリー仕立てのゲーム、果ては占いや宗教の教義まで。また、プロットもさまざまです。サクセスストーリーや破滅的な物語だけでなく、変わらない日常に小さな幸せを見出す物語や、危機的状況を打開する物語、波瀾万丈で先が見通せない物語など。どのような物語であれ、それは主人公が経験するさまざまな出来事をひとつの有機的なまとまりに組み立てたものになっています。ナラティブには、さまざまな偶然の出来事を整合性のある全体にまとめ上げる力が備わっているのですが、リクールはこれを「統合形象化（configuration）」と呼んでいます。

　重要なのは、私たちが自らの人生を理解するさい、過去に起こったさまざまな出来事をまとめ上げる一定の物語性をそこに見出せるかどうかです。一貫したプロットに沿って統合形象化する作用をそこに見出すことができる

と、物語の主人公として「変わらない私」というアイデンティティの感覚を得ることができます。人生は一種の物語であり、「私」はその中に登場する主人公として一定の役割を果たしていると感じられます。

　もちろん、時間的に長く続く人生の中で、いつでも、誰もがこのようなアイデンティティの感覚を持って生きているとは言い難い面もあります。「自分らしい人生ではない」と感じたり、「自分の人生には一貫性が欠けている」と感じたり、「自分の人生にはどこか意味や目的が欠けている」と感じる場面も多く含まれます。これらはまさに、物語に備わる統合形象化の力が適切にはたらいていない場面に他なりません。自己の人生を語るナラティブがうまく機能していない時に、ひとはこのように感じるのです。

　また、長く生きたひとが自らの人生をふり返る時、過去の自分と今の自分がまったく別人物になってしまったかのように感じられることもあります。哲学者のM・シェクトマンは「共感的アクセス」という観点からこの事態を説明しています[43]。過去の自分はあるナラティブを生きており、今の自分は別のナラティブを生きている。今の自分から見て、過去のナラティブに共感をもって接近できるなら、過去の自分と今の自分は連続的に感じられるが、そのような共感がうまくはたらかなければ過去の自分は別人であるかのように感じられる、ということです。昔の自分が別人に感じられる場合、今の自分を支えているナラティブが、当時の自分を支えていたナラティブとはうまくつながっていないのです。

　先のギャラガーの定義に「私たちおよび他者が自己自身について語る」という表現が含まれていたことに留意しておきましょう。私たちはさまざまなナラティブを語り、自分にとって腑に落ちるナラティブに自己アイデンティティを感じるのですが、これはけっして自己のみで形成されるわけではありません。他者とナラティブを共有し、他者によって語られる自己のあり方を通じて初めて自分を発見したり、他者が自分について語るのを聞いて昔から変わっていない自分を発見したりする場合も多々あります。その意味で、ナラティブ・セルフはけっして私一人だけで形成されるわけではなく、他者との対話的な契機を含んでいると言えます。ハーマンスらは、「対話的自己」という概念でこの点を強調しています[42]。

■過去の出来事と現在の自己を結ぶプロット

　自己を構成するナラティブには、一般的なナラティブとは違ってオープンエンド（終わりが決まっていない）という特徴があります。というのも、ひとの人生は死によって終結するまでさまざまな出来事が起こり続け、その中には過去に遡ってプロットを更新するような出来事も含まれるからです。既成の物語とは違って人生のナラティブはその結末が決定されておらず、個別の人生を生きる「私」がそのつど我が身に起こる出来事を受け止め、人生をふり返ってその意味を解釈し、将来に向かって展望を思い描きます。この点で、ナラティブを更新する契機が常に潜在しているのです。

　ここでは、ナラティブ・セルフを解明するさしあたりの理論的な試みとして、私たちがどのように自らの人生にプロットを見出し、そこに時間的構造を与えようとするのか、筆者の見解を3点に分けて示しておきます。

　第一に、ナラティブ・セルフは、「現在の自己」の存立にとって不可欠な「過去の出来事」との関係で成り立っています。自らの人生にプロットを見出す物語的思考は、いまの自分を過去の出来事との関係において理解することと不可分です。言い換えると、本人が特定のプロットに沿って「現在の自己」を解釈できるのは、現在の自己を成り立たせる何らかのきっかけを過去の出来事の中に感じているからです。読者にも思い当たることはあるでしょう。「あの学校に入ったから今の自分があるのだ」「あの人との出会いがあったから今の自分があるのだ」「あの病気を経験したから今の自分があるのだ」といった過去の出来事と現在の自己との不可分なつながりです。一例として、ある大学生による次のナラティブを検討してみましょう（以下では2件のナラティブを取り上げますが、匿名性を保つために固有名などの細部を変更してあります）。

　　私はいま大学の卒論で死と社会の関係について考察している。人間の生死と社会の関係に興味を持つきっかけは、小学校の時に遡る。小学校2年生の冬に母が亡くなった。その時初めて、大人が悲しむのを見た。私は小学生だから、周りの大人が気に掛けてくれた。しかし私自身は、案外冷静だった。腫れ物に触るような周りからの接し方に苛立つくらいには、平静だった。少なくとも私自身はそのつもりだった。私の目から見ても心配だったのは父だった。父は明らかに元気がなかったけれど、仕

事に行かなくてはならないし、大人だからいつまでも落ち込むわけにい
かないようだった。身体が病気の時は休む制度があるのに、心の元気が
ない時は働かなくてはならない状況を、私は不思議に思った。また父の
友人は親身になってくれたが、家族ではないから他人以上の介入は出来
ない。この時、私は、人が社会から取り残されてしまう様子を、初めて
見た。……このような経験から、人が「普通」でない状況になった時に
どうすればいいかを考えるようになった。本人の思考や言動ではなく、
社会の制度や意識のほうに興味があった。思いがけない死に遭遇した人
に対して、社会には何ができるのか。生きづらさを強く感じないで済む
ように、社会制度からサポートできることはないのか。(以下略)

　ここには、家族的な経験を社会的な経験に結ぶプロットを見ることができ
ます。小学生時代に起こった母親の死は、この学生にとって忘れ難い経験に
なっています。しかも、本人にとっての感情の起伏ではなく、身近に見てい
た父親の感情状態と、父親を取り巻く職場や人間関係のあり方に大きな衝撃
を受けています。「人が社会から取り残されてしまう様子を、初めて見た」と
いう言葉が、おそらくはこの学生の人生全体を特徴づけるナラティブの出発
点になっているのでしょう。母親の死、そこから引き起こされた父親の変
化、それを間近で見ていた自分自身の経験が、現在の「私」を作る出発点と
して想起されています。この学生にとって、卒論に打ち込む「現在の自己」
は、母親の死と父親の変化をめぐる過去の経験がなかったとすると、語りえ
ないものになっています。
　このように、ナラティブ・セルフは、その経験がなければ現在の自己がい
まある姿ではありえなかったような過去の出来事との関係において成立して
います。ここには明らかに、現在の自己をめぐる反実仮想的思考が含まれま
す。過去の特定の出来事がなければ現在の私は違った姿になっていただろう
という反実仮想を巡らせることができるからこそ、私たちは現在の自己を一
貫したプロットのもとに意味づけることができるのです。

■将来の自己像と現在を生きる動機
　第二に、ナラティブ・セルフは、一定のプロットのもとで「現在の自己」
の延長線上に思い描かれる「将来の自己」を含みます。先に指摘したよう

に、私たちが生きる現実は、それをどのように物語るとしても一編の小説のように完結した姿で与えられることはありません。死によって本人が語りえなくなる時点まで、自己を表現するナラティブは結末を迎えることなく進行形で展開していきます。したがって、ナラティブ・セルフは将来へと向かって変化する可能性を常に含んでおり、「現在の自己」には常に「将来の自己」の萌芽が含まれます。どんなに高齢で「あとは死ぬだけ」だったとしても、「死ぬ」という経験に含まれる未知の要素はナラティブをオープンエンドの構造に保つ要因になります。

　別の大学生による次のナラティブを見てみましょう。大学生で若い分だけ、将来の自己についての明確な語りが含まれています。

　　私は幼少期から、世間一般での「女の子」のイメージから外れた子だった。お人形遊びやお絵描きなどにはほとんど興味を示さず、もっぱら男の子と戦闘ごっこや虫取りをして遊んでいた覚えがある。…（略）…そんな子だったからであろうか、よく「女の子なんだからもっとおしとやかに遊びなさい」などと叱られることが大変多かった。…（略）…そんな私が、初めて「女の子」という眼鏡をはずして周囲から見てもらえた場所が、6年間過ごした中学・高等学校だった。自分の個性をそのまま受け入れてもらえる喜びや楽しさを、私は6年間で存分に味わうことが出来た。…（略）…そんな私は、これからも「女の子」らしくない私でいたい。しかし世間の目は厳しく、社会に出てからも「女の子」らしさを要求され、私の個性はなかなか認められないだろう。私は、周囲の人間に自分を認めさせるためには、実力で黙らせるのが一番だと考えている。それゆえ今は、自分の得意分野であるITや情報の資格の勉強をして、将来社会に出てから実力で戦えるようにしていこうと努力しているのである。

　この語りに一貫して読み取れるのは「女の子らしさよりも自分らしさ」というプロットです。ここでは、型通りの「女の子」のイメージに適合しない自分を否定された経験と、後にそれを肯定された経験とがともに想起され、中学・高校時代に「自分らしさ」として肯定された経験が「現在の自己」を作ったことが語られています。

　そして、ナラティブは現在の自己を理解するところで終わっていないこと

も特徴的です。プロットの核心にある「自分らしさ」を将来にわたって維持しつつ生きていくにはどうすればいいのか、という点が本人の中で問われ、「実力で黙らせるのが一番だ」という答えがそれに対して与えられます。だから、これから実現すべき「将来の自己」は、自分の得意分野である情報系の専門知識に磨きをかけた姿である、とも語られています。

　もちろん、この学生が考える「将来の自己」はいまだ実現されていないですし、本当に実現されるかどうかも不透明です。しかし、ナラティブ・セルフを考えるさいの論点はそこにあるのではありません。過去の出来事との関係で「現在の自己」を説得的なプロットのもとで語ることができると、それを手がかりにして「将来の自己」のあるべき姿について明確に構想することができる、という点にあるのです。現在の自己から将来の自己を具体化させるナラティブの機能は、おのずと次の論点につながります。

　第三に、ナラティブ・セルフは、**過去の想起と未来の展望を経て「現在の自己」に生きる動機を与えます**。先の事例によく現れている通り、ナラティブは「将来の自己」を実現するという目標に向かって、現在を生きる動機を与えます。ナラティブが一貫性のある仕方で将来像を強く規定するものであるほど、語りの本人にとって「理想自己」（そうなりたいと願うような理想の自己）を実現しようとする強い動機を与えるものになるのです。また、悲劇のように否定的ではあっても一貫した見通しを与えるものである場合、本人を一種の破局や悪い結末に向かって動機づけることになります。その一方で、ナラティブのプロットが柔軟で将来の展開を強く規定しないものになっている場合、緩やかに将来の自己を予見させるものにとどまり、具体的な行動に向かって本人を強く動機づけることもありません。良い悪いということではなく、ナラティブは生の動機づけに関連してそのように機能するということです。

　こうしてみると、私たちが「時間の矢」としてイメージするような「過去→現在→未来」という直線的な構造はナラティブには備わっていないことがわかります。むしろ、**図4**に表示した通り、ナラティブに備わる時間構造は8の字を描く二重の円環を形成しているように見えます。ナラティブの出発点は、「現在の自己」が過去のもろもろの出来事をどのようにふり返り、それとの関係で現在をどう位置づけるか、ということにあります。反実仮想的思考とともに過去をふり返り、「あのような経験がなければ現在の私は存在し

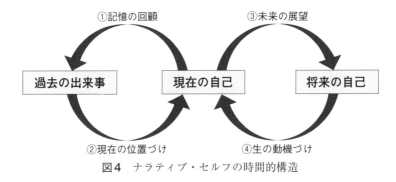

図4　ナラティブ・セルフの時間的構造

なかっただろう」という仕方で現在の自己を理解することが、物語的な自己アイデンティティを実感する最初の場面になっています（図4の①②）。

また、私たちが日々生きる現実は既存の物語とは違って、けっしてエンディングまで完結した姿で与えられることがありません。そのため、自己の人生を語るナラティブは未来についてのさまざまな展望を含むものになります（本人が「絶望」している場合でさえ、展望しえない未来を展望するからこそ生じる心理状態に他なりません）。また、そうして思い描かれる「将来の自己」へと向かいつつある途上の存在として「現在の自己」を位置づけ、いまを生きる私に方向性と動機づけを与えます（図4の③④）。ナラティブ・セルフは、「現在の自己」を出発点として、過去→現在→未来→現在と、図のように8の字に円環する時間的構造を備えています。

おわりに―ナラティブ・セルフとリハビリテーション

最後に、ナラティブ・セルフがリハビリテーションの現場でなぜ問題になるのか言及しておきましょう。先に断っておく必要がありますが、患者のナラティブがリハビリテーションとどう関係するのかという点について、現状では科学的な知見はほとんど蓄積されていません。これからの研究成果を待たねばならないことが大半を占めています。とはいえ、ここまでの考察からある程度は言えることもあるので、2つの点について以下で明確にしておこうと思います。

第一に、リハビリテーションを必要とする多くの患者は、ナラティブ・セ

ルフそれ自体が更新されねばならない人生の局面にいる可能性があるということです。私たちは日々多くの出来事を経験しながら生きていますが、リハビリテーションが必要な患者は、それ以前の段階で何らかの病気、けが、手術などを経験しており、身体運動、言語、認知などに関連する何らかの機能を失った状態にあります。

このような状態にある患者は、そもそも自己の人生全体についてナラティブを更新することを必要としているでしょう。病気やけがをきっかけにして、それまで本人が構想していた「将来の自己」は書き換えざるをえなくなります。病気やけがは基本的に人生において突発的に生じるもので（脳卒中はその最たる例です）、最初からそれを予定して自らのナラティブを構築することはほぼ不可能です。せいぜい「リスク管理」という発想から保険に加入するといった対応ができるぐらいで、最初から特定の病気やけがに遭遇することを前提として「将来の自己」のナラティブを想像できる人はいないでしょう。

逆に言うと、患者は日々のリハビリテーションの経験を通じて、「自分はどのような機能を回復することができるのか？」ということを自ら問いながら、あるいは日々の訓練を通じて「将来の自己」を思い描きながら、「現在の自己」を立て直すよう試されているということになるでしょう。たとえば失語症の患者にとって、この訓練を続けることで自分はどのくらい話せるようになるのか、という問いが「将来の自己」を思い描く手がかりとなり、ポジティブに将来を思い描くことができれば、「現在の自己」が訓練を地道に続ける動機となります。

また他方で、すでに起こってしまった病気やけがは、その経験以後を生きている「現在の自己」にとって、もはや書き換えることのできない「過去の出来事」です。病気やけがをそれ自体ポジティブな経験として受け止めることができる人はそれほど多くないでしょう。大半の患者にとってそれはネガティブな経験であり、本当なら起こって欲しくなかったし、それが自分の身に起こったこと自体を受け入れたくないと感じる方も多いはずです。自分を襲った病気やけがの現実を受け入れることができなければ、「現在の自己」を肯定するナラティブへと本人のナラティブが書き換わることもありません。

このように考えると、患者が持っているナラティブによって、予後が良い方向に向かう場合とそうでない場合があるように思われます。病気、けが、

42

手術などによって変わってしまった「現在の自己」を受け入れることができているかどうか、また、「現在の自己」を受け入れたうえでそれでもポジティブな「将来の自己」をもういちど思い描くことができるかどうか、によって、リハビリテーションに向かう態度がおのずと変わってくるでしょうし、予後を良い方向に向かわせるかどうかに影響を与えるでしょう。以上は、ナラティブがリハビリテーションの過程を左右する、トップダウンの要因と見ることができそうです。

　第二に、**患者のナラティブはセラピストとの出会いによっても大きく影響を受ける**だろうということです。こちらはトップダウンというよりボトムアップの要因です。病気やけがの経験を受け入れることができず、「現在の自己」を受け入れることもできず、「将来の自己」を思い描くこともままならない患者は現場には多くいることでしょう。

　ですが、リハビリテーションの現場で起こる身体経験それ自体が楽しく、自己の変化を実感できるものになる場合は、おのずと展開が違ってきます。これは言ってみれば「小さな奇跡」のような経験です。足が床にちゃんと接地している感じを再び感じることができたとか、固まったままの手指をもういちど開くことができたとか、言葉が口を突いて出てくるようになったといった経験は、本人の中にある「どうせできるようにならない」という思い込みを打破する重大なきっかけとなります。

　このようなきっかけがあると、「将来の自己」についてのナラティブが変化し始めます。同じ訓練を続けていけば今まで思い込んでいたよりもずっと良い状態に回復できるかもしれない、というふうに「将来の自己」がポジティブな方向に書き換わるのです。そして今度は、ポジティブな将来の姿が「現在の自己」へとフィードバックされ、日々を生きる動機づけにつながっていきます。「いつかもっと良い状態になれる」という希望が生じてくれば、「今の自分もけっして捨てたものではない」と感じ方が変わるきっかけとなり、「現在の自己」を受け入れられるようになるかもしれません。

　大変難しいことですが、患者にとって究極の癒しと言える状態は、「この病気、このけが、この手術の経験があったからこそ、今の自分になれた」と感じられる状態です。リハビリテーションでここまでの状態を望むのは不可能な希望かもしれません。ですが、私たちの人生には予想できない出会いが時として起こることも確かです。「病気の経験があったからこのセラピスト

に出会うことができた、そして、このセラピストとリハビリテーションに取り組んだから今の自分があるのだ」と患者が感じられる場面に立ち会うことができるかもしれません。このような場面はセラピストにとって最高の勲章でしょう。

　患者のナラティブがリハビリテーションの身体経験に影響を与えるトップダウンの要因と、リハビリテーションの身体経験が患者のナラティブに影響を与えるというボトムアップの要因の双方について、セラピストが開かれた構えを持っていることがとても重要であるように思います。身体性と物語性が交差する場所にこそ、患者とともにあることの意味があると言えるのではないでしょうか。

文献

1) Gallagher, S. Philosophical conceptions of the self: Implications for cognitive science. *Trends in Cognitive Sciences, 4*, 14-21.

2) S・ギャラガー＆D・ザハヴィ、石原孝二・宮原克典・池田喬・朴嵩哲(訳)『現象学的な心―心の哲学と認知科学入門』勁草書房，2011 年，66 ページ以下.

3) Zahavi, D. (2005). *Subjectivity and selfhood: Investigating the first-person perspective.* Cambridge, MA: MIT Press, p.125. (本文中の強調は著者による)

4) 田口茂『フッサールにおける〈原自我〉の問題―自己の自明な〈近さ〉への問い』法政大学出版局，2010 年.

5) 本田慎一郎『豚足に憑依された腕―高次脳機能障害の治療』協同医書出版社，2017 年，第 14 章.

6) 同書，536 ページ.

7) 田中彰吾『生きられた〈私〉をもとめて―身体・意識・他者』北大路書房，2017 年，第 2 章.

8) Blakemore, S-J., Oakley, D. A., & Frith, C. D. (2003). Delusions of alien control in the normal brain. *Neuropsychologia, 41*, 1058-1067.

9) E・フッサール，渡辺二郎(訳)『イデーンⅠ―純粋現象学と現象学的哲学のための諸構想(1)(2)』みすず書房，1979 年・1984 年.

10) M・メルロ＝ポンティ，中島盛夫(訳)『知覚の現象学』法政大学出版局，2015 年，序文.

11) W・ジェームズ，今田寛(訳)『心理学(上下)』岩波書店，1992 年.

12) Tanaka, S. (2019). Bodily origin of self-reflection and its socially extended aspects. In W. J. Silva-Filho & L. Tateo (Eds.). *Thinking about oneself: The place and value of reflection in philosophy and psychology.* Cham, Switzerland: Springer.

13) M・メルロ＝ポンティ，前掲書，第一部Ⅱ.

14) 同書，168 ページ(引用者訳).

15) O・サックス，金沢泰子(訳)『左足をとりもどすまで』晶文社，1994 年，83 ページ.

16) L・S・ヴィゴツキー，柴田義松(訳)『思考と言語(新訳版)』新読書社，2001 年.

17) 綾屋紗月・熊谷晋一郎『つながりの作法―同じでもなく違うでもなく』NHK 出版，2010 年.

18) 同書，36 ページ.

19) 田中彰吾『自己と他者―身体性のパースペクティヴから』東京大学出版会，2022 年，第 5 章.

20) Gallup, G. G. (1977). Self-recognition in primates: A comparative approach to the bidirectional properties of consciousness. *American Psychologist, 32*, 329-338.

21) Reddy, V. (2008). *How infants know minds.* Cambridge, MA: Harvard University Press (chap-

ter 7).

22）『ナショナルジオグラフィック』日本版，2018年11月号，特集「ケイティ―新しい顔で取り戻す人生」，37-67ページ.

23）本田，前掲書，第15章.

24）同書，575ページ.

25）有光興記・菊池章夫編『自己意識的感情の心理学』北大路書房，2009年.

26）M・トマセロ，松井智子・岩田彩志(訳)『コミュニケーションの起源を探る』勁草書房，2013年，第4章.

27）Trevarthen, C., & Hubley, P. (1978). Secondary intersubjectivity: Confidence, confiding and acts of meaning in the first year. In A. Lock (Ed.). *Action, gesture and symbol: The emergence of language* (pp. 183-229). London, UK: Academic Press.

28）Fuchs, T. (2018). *Ecology of the brain: The phenomenology and biology of the embodied mind.* Oxford, UK: Oxford University Press (Chapter 5).

29）Meltzoff, A. N. (1995). Understanding the intentions of others: Re-enactment of intended acts by 18-month-old children. *Developmental Psychology, 31,* 838-850.

30）本田，前掲書，第9章.

31）同書，355ページ.

32）J・ブルーナー，田中一彦(訳)『可能世界の心理』みすず書房，1998年，第2章.

33）Perner, J., Kloo, D., & Stottinger, E. (2007). Introspection & remembering. *Synthese, 159,* 253-270.

34）Fivush, R. (2011). The development of autobiographical memory. *Annual Review of Psychology, 62,* 559-582.

35）Roese, N. J. (1997). Counterfactual thinking. *Psychological Bulletin, 121,* 133-148.

36）佐藤公治・田中彰吾・篠原和子・本田慎一郎・玉木義規・中里瑠美子・三上恭平『臨床のなかの物語る力―高次脳機能障害のリハビリテーション』協同医書出版社，2020年，レクチャー①.

37）M・シェーラー，亀井裕・山本達(訳)『宇宙における人間の地位』白水社，2012年.

38）ユクスキュル／クリサート，日高敏隆・羽田節子(訳)『生物から見た世界』岩波書店，2005年.

39）Gallagher, op. cit., p.15.

40）E・ロフタス＆K・ケッチャム，仲真紀子(訳)『抑圧された記憶の神話―偽りの性的虐待の記憶をめぐって』誠信書房，2000年.

41）P・リクール，久米博(訳)『他者のような自己自身』法政大学出版局，2010年，第5研究・第6研究.

42）Ricoeur, P. (1991). Narrative identity. *Philosophy Today, 35,* 73-81 (p.77).

43）Schechtman (2007). Stories, lives, and basic survival: A refinement and defense of the narrative view. *Royal Institute of Philosophy Supplements, 60,* 155-178.

44）H・ハーマンス＆H・ケンペン，森岡正芳・溝上慎一・水間玲子(訳)『対話的自己―デカルト／ジェームズ／ミードを超えて』新曜社，2006年.

第 2 部

[対話]

リハビリテーションの臨床と現象学の方法

本田慎一郎、田中彰吾

Only connect...
（ただ、結び合わせよ…）*

*E.M.フォースター『ハワーズ･エンド』エピグラフより

第2部　対話：リハビリテーションの臨床と現象学の方法

本田慎一郎(以下、本田)　僕自身、臨床でいろいろとやっている専門技術的な
　ことについてこれは何、あれは何というように表面的なことは語れる
　わけですが、じゃあ自分は臨床を通して患者さんと何をしているのか
　ということでは、その意味を言葉にしきれていないなという気持ちが
　実際の臨床で生（なま）に感じることが多いのです。ですから僕として
　は自分の臨床介入の映像をまず見ていただいて、見ていただいた側
　から何か言葉を返していただいて、それはそうだ、いやそれはこうだ
　というように自分のやっていることを考えてきたのです。

田中彰吾(以下、田中)　意外ですね。そんなもどかしさを抱えているなんて…

本田　そうなんです。僕にとっては「言葉」というのはずっと、とてもやっ
　かいなものなんです。ですから逆に自分は職人なんだから、自分の
　やっている臨床というものは言葉にできないものはいっぱいあるん
　だって、そんなふうに思っていた時もあったんですが…今の気持ちと
　しては、言葉にできるところはできるだけ言葉にしたいとも思ってい
　るんですね。

田中　ええ、おっしゃるところはわかります。実践を的確な言葉にするのは
　重要ですしね。

本田　はい。僕としてはリハビリテーションの臨床のことをどういうふうに
　言葉にして、それを人に伝わるようなものにしていくかという狙いの
　ようなものをもちながら、今日は田中さんに書いていただいた第1部
　に沿っていろいろと、時に質問も交えてお話できればと思います。

田中　はい、よろしくお願いします。

「身体」という入り口をどのようなものとして考えていくのか

本田　こちらこそよろしくお願いします。まずこの第1部なのですが、「リハ
　ビリテーション・身体性・自己」というように僕たちの専門領域に引
　き寄せたキーワードで語っていただけましたことが、とてもありがた
　いと思いました。まず、とっかかりとして、この第1部の「はじめに」
　で語られている「身体」ということから話を始めたいと思います。僕
　が理解したのは、現象学哲学は「私」つまり行為の主体者としての
　「自己」というものを理解するためにはその背景に「身体」という裏づ

けがなければならないという形で展開してきたと読み取りました。そこで「あれっ」と思ったのが、僕たちセラピストは「身体」については、たくさんの生理学や解剖学や運動学といった知識でもって理解しているように思ってきたのですが、実はその背景に「私」とか「自己」という裏づけがなければならないと感じ始めたのはまだ最近のこと、このあたりについて考えることは、まだ日が浅いなと思ったのです。

田中　そうなんですか。

本田　はい…それで最初に田中さんに質問したいのですが、この「身体」、現に僕たちがたくさんの知識でもって理解しているように思っている「身体」について、現象学の考えからすると、どのように考えられているのかを教えてほしいのです。第1部では「身体」というものを、たとえば構造としての身体であったり、行為の可能性としての身体であったり、あるいは習慣や癖というところまで広げて語って下さったと思いますが。

田中　そうですね。現象学で「身体」ということを考える場合、二つの次元に分けることが重要だとよく言われます。一般的なドイツ語で二つの言葉を使い分けることに由来するのですが、フッサールは「身体」を指す時に二つの概念を用いています。一つは「ケルパー (Körper)」、もう一つは「ライプ (Leib)」です。どちらかと言えば「ケルパー」のほうが物質的なからだを意味していて、現代の科学が捉えているような生理学的な観点とか解剖学的な観点といった物質的なレベルでみた時に浮かびあがってくる「からだ」のことを指します。もう一つの「ライプ」のほうが、英語で「lived body」と訳されているもので、日本語では「生ける身体」とか「生きられた身体」と訳されています。英語の「ライフ (Life)」と語源としては同じなので、生命感のある生き生きとしたものを捉える意味合いがあります。ですから人間一般ではなくて、一人一人が現実に生きているからだという意味合いが出てくるわけです。「ライプ」は、本人の主体性とか生きる姿と切っても切れないような「からだ」というように位置づけられているのです。

本田　はい。

田中　ですので、先ほどのお話にありましたようなセラピストが現場に出る前に教育を受けている「身体」というのは「ケルパー」のほうに偏重

していて、「ライブ」のほうは現場に任されているのではないかと、そんなふうに想像しました。専門教育の中で「身体」の「ライブ」の意味合いがうまく強調されないというところがあるのでしょうか。そうだとすれば、それを現場でどのように補っていくのかということが、先ほど本田さんが話されていたような「もどかしさ」ともすごく関係しそうですね。

本田　そうなんですね、確かに。僕はこの第1部を読み始めた最初から、この「生きられた身体」の「生きられた」という言い方のニュアンスがとても気がかりというか、すごく気になっていたんです。これは多くのセラピストにしても同じかなと思います。この「生きられた」に何か僕が知っているはずの「身体」とは別の意味合いを感じていたわけです。それが先ほど説明していただいた「ケルパー」ではなく「ライブ」のニュアンスということですね。言葉は同じ「身体」ですけど。

田中　そうなんですね。

本田　ええ。で、これもたぶん関係することかと思いますが、僕はものを言ったり書いたりする時に「体験」と「経験」をなんとなくその意味が曖昧なままで使い分けたりすることがあります。この「体験」と「経験」については、現象学でも何か意味の使い分けのようなことはあるのでしょうか。

田中　僕自身はそんなに厳密に使い分けはしていないのですが、ただ、哲学の用語としてはドイツ語の「エアレープニス（Erlebnis）」を「体験」、「エアファールング（Erfahrung）」を「経験」と訳し分ける習慣がありますね。エアレープニスは「生きる」という意味の「レーベン（leben）」という動詞から来ていますから、本人が主体的にその中に実際に入っているという意味合いがありますが、僕はそれほど厳密に使い分けてはいないですね。

本田　なるほど。「体験」とは、まさに田中さんがおっしゃったように、その中に実際に入っているニュアンスがあり、「経験」とはその「体験」をもとに自分が生きていくうえでの知識を得たり考えたりといったニュアンスがあるのかなと、辞書を引きながらも思っていて、これはセラピストが自分の臨床経験を語る時に、患者さんの訓練とそこから患者さんが学んだ何かとの関係を言うためにその「体験」と「経験」を使

い分けることはいいことなのではないかなと思っているんです。

田中　そうですね。そういう使い分けはいいことだと思いますね。

本田　こうした「身体」とか「体験」や「経験」といった言葉は多くのセラ
ピストが臨床で当たり前のように使っている言葉ではあるのですが、
それぞれの言葉の意味をさらに深めていくことができるかどうか、そ
れぞれの言葉がどんな意味でつながっているのかと考えることができ
るかどうかが、どうも僕がこれまでずっと抱えてきている臨床を言葉
で語っていくことの、もどかしさを乗り越えていく方法になるように
思います。つまりそれはこんなことです…「身体」の向こうにあるも
のは患者さんの意識の世界、つまり先ほど教えていただいた「ライブ」
としての「身体」がもっている患者さん一人ひとりの世界であり、リ
ハビリテーションの効果というものはその人の意識の世界で、訓練と
いう体験から患者さんが学び、それをその人一人ひとりの主体性とか
生きる姿に生かしていくことができれば、それはリハビリテーション
という僕たちがやっている仕事で生むことのできた効果であり、その
意義であると言えるのではないか、ということです。

田中　そうだと思いますね。

「間身体性」という共鳴が生み出すもの

本田　「身体」がその中身として、もっている意識の世界というものは目に
は見えませんから、それについて僕たちはそれをなんとか「見える化」
していこうとするわけで、そのために患者さんたちの知覚とか動きを
手がかりにセラピストが推論することなら書いていけるのではないか
というのがこれまで僕が言葉で表現しようとしてきたことではないか
と思っているのです。

田中　うーん、そうですね。患者さんが知覚されている世界をセラピストが
どういうふうに捉えればいいかということを考えると、本田さんが
おっしゃった「推論」というのも確かにあるとは思うのですが、僕は
そうしたことは患者さんの治療の中でも、できるだけ最後にとってお
いたほうがいいんだろうと思うのです。というのは、メルロ＝ポン
ティが「間身体性」という概念を強調しているんですね。身体と身体

とが出会う場面では潜在的に二人の人間が共鳴する関係が先に発生してしまっているということを彼は強調するんですけど、じゃあそれはどうやって顕在化するのかというと、お互いの身体を見るというか、知覚するということによってなんですね。たとえば相手の笑顔に共鳴して自分の表情もゆるんだり、その逆で、相手のしかめっ面に共鳴して自分もしかめっ面になったりということがわかりやすいですね。相手が身体で表出しようとしている行為とか変化が自分の身体にも共鳴して表出してきてしまう、相手の変化が自己の身体にも同じ変化として起こってくるということです。そうしたものが人と人のからだの間にあるということですね。

本田　はい。

田中　リハビリテーションの現場でそれを考えますと、たとえば脳卒中を起こした患者さんのからだにセラピストが共鳴できるのかと考えればそれは難しいかもしれません。ただ、セラピストが現場で経験を積めば積むほど患者さんのちょっとした挙動の変化に応じてセラピスト自身の中にも微細な変化が起きていることがわかるようになる、それを察知できるようになるということだと思うんですね。それは本田さんがご自分の臨床を撮った映像を見せてくれた時にすごく思ったことなんです。たとえば患者さんの視線の動きにハッとして本田さんが反応している場面があったりするわけです。

本田　えー、そんなところがありましたか…

田中　そうなんですよ。ですから、たとえ患者さんとセラピストのからだが違ったとしても、お互いに共鳴するような場面やそのヒントがどこかにあるのではないかと思うのです。で、そうすると、患者さんの身体に寄り添って、そこに何か微小な変化が起きた時に自分のからだの中でどんな変化が起きているのかということをつぶさに見つめていくということが、患者さんの意識世界に迫っていくために一番重要な手がかりなんじゃないかと思うんですね。それは「推論」以前なんですよ。「推論」以前にすでに自分と相手のからだの中に起きてしまっている小さな変化なんです。それにはっきりと気づいておくということは、僕は治療の入り口としてすごく重要なことなんじゃないかと思います。で、それだけでは迫れない部分をどうやって「推論」で補うか

ということではないでしょうか。

本田　うーん…

田中　ちょっと場面を変えてみますと、たとえば教室で僕が学生と対面する時にも、一見して彼らが何を考えているかわからないことはよくあるわけですが、何を考えているかわからないなと感じる、その感じ方の中にすでに何か手がかりがあると思うのです。たとえば相手の表情の「乏しさ」が自分の中に共鳴する感情を引き起こせないから何を考えているかわからないといったようなことです。ですから患者さんのからだの中で何が起こっているのかがわからない時にも、理解できないなりの感じ方というものがいくつものバリエーションとしてはあるんだと思うんです。なんでわからないのだろうと感じる時に自分のからだの中にある手がかりというものを一個一個丁寧に探っていくということが重要なんじゃないかなと思います。

本田　その「探っていく」ということですが…それはさっき僕は「推論」ありきというような言い方をしましたけれども、セラピストが自分の中でする「自己内対話」のようなものですか。自分が心の中でつぶやいている、思考しているという意味での…その自分の中の反応というか感じというか、それを思考するということ、言葉にするということでしょうか。

田中　ええ、言葉も大事ですが、言葉になるほんのちょっと前に起きていることでしょうね。意味の片鱗をからだで捉えていると言えばいいでしょうか。ともかく、自分のからだで何か起きていることがまずあるんですが、それをすぐにはうまく言語化できないわけです。なのでそこから会話をしながらさっきの感じはなんだったのだろうと自分の中で確かめながら言葉にしていくという感じです。本田さんの臨床でもそれは起きていて、それを本田さんが言葉にしていくご自分のプロセスのことを先ほど「推論」とおっしゃったのではないかと思います。

本田　うーん、半分わかりましたが、あと半分のわからないところが。これからの私たちの対話を重ねることで残りの半分がわかってくることを期待しつつ話を進めさせていただきます。

田中　そうなるといいですね（笑）

「ミニマル・セルフ」と「ナラティブ・セルフ」とを架け橋する対話

本田　そうですね（笑）…で、第1部の大きなテーマが「ミニマル・セルフ」と「ナラティブ・セルフ」なのですが、その中の**図2**などを見ますと、これは僕たちが発達のプロセスとして考えていることとまったく違和感がないのです。つまりこれを学習プロセスと捉えますと、臨床における患者さんの回復のプロセスを図示したものと考えても違和感はありませんが、そう考えていいわけですね。

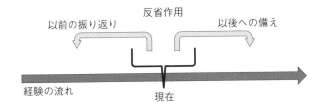

田中　そうですね…それでいいのかどうか、逆に僕から本田さんに尋ねたいところですね。この図は僕が本田さんの著作を読みながら、こういうふうに整理をすると自分がやってきた理論とリハビリテーションがつながりそうだなと思って入れてみました。身体性から入ってミニマル・セルフとナラティブ・セルフというように暫定的に区別をしてみて、その間に橋をかけるつもりでからだの話を入れながら紡いでいくというつもりで書いたのが第1部です。これでどこまでリハビリテーションの現場に迫れるかというのはまだ僕にはわからないところもありますが。

本田　いや、僕の中では、すごくはまる感じがありまして、田中さんが描かれている**図2**を自分なりにデフォルメしたのがこれ（次ページ）です。リハビリテーションの世界は、患者さんの意識の世界を扱うものであり、そこで変化を起こすためにはセラピストとの対話に加えて自己内対話という作業を想定しなければいけないということを田中さんの**図2**に入れ込んでみたものです。今の患者さんの意識世界にあるものは対話によって過去を参照してそこから引き出せるものをもってきて、それをもって未来を予測できるものに活用していく「今」という

ものがミニマル・セルフに向き合うための臨床の場面であろうということ。そして臨床の「今」にある患者さんの身体を裏づけする彼らの意識世界の中で、対話を通して起こる過去と未来の相互の循環によってナラティブ・セルフのより良い状態に変化させていくという流れをつくりだすのが臨床であろうという趣旨です。

田中　なるほど。

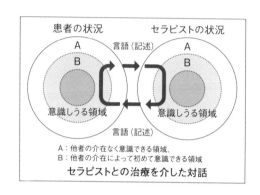

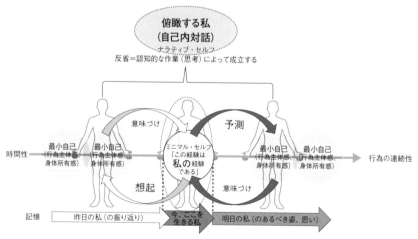

本田　で、なぜ僕がこんなふうに患者さんの意識世界の中での患者さん自身の自己内対話ということをリハビリテーションの核心にある意味ではないかと考えるようになったかと言いますと、数年前に井筒俊彦さんの『意識と本質』という本を読んで、彼の意識の表層と深層との相互

作用というアイデアに触れたことがあります。それを僕なりにアレンジしたのがこの図です。先ほど話しましたように、僕は自分が臨床でやっていることをなんとか言葉で説明したいと思って哲学書や認知科学の専門書を読んだりしているわけですが、やはりそうした学問のバックグラウンドをちゃんと勉強しているわけではないですから、どうしても考えることが断片的で脈絡がないということが悩ましいわけです。ですからこうしたシェーマ化をしてみながら、自分の考えを整理しようと思っているのです。ここにあります井筒さんの意識の多層構造モデルの考え方を自分の臨床の中でどうやって活用できるのかということでさらに立体的に表現してみたのがその次の図（次ページ）です。この二つのシェーマが田中さんの図2と非常に重なってきました。つまり発達の中で繰り返される循環というものを意識の表層と深層との循環に置き換えてみた時に、リハビリテーションが狙う患者さんの身体のバックボーンにある意識世界に起こる変化の在り場所は、こうした意識構造の垂直方向にあるのではないかと思うようになったんです。これについて、僕は田中さんが現象学の視点からこれをご覧いただいた時にどう思われるのかをお聞きしたいのです。

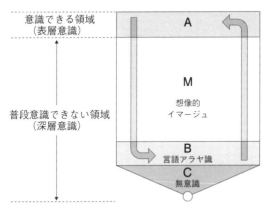

井筒俊彦：意識と本質―精神的東洋を索めて―．214，岩波書店，2020（第42刷）の図を一部改変

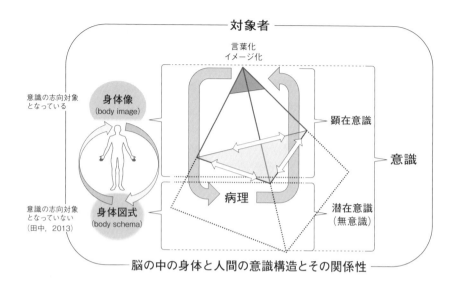

脳の中の身体と人間の意識構造とその関係性

田中　はい。そうですね…井筒先生の名前が出てきたので、僕もコメントしたいところがあります。井筒先生が意識の表層と深層について述べられる時には、深層には自己と世界との境界がないような、すべてが混然一体としているような無意識の状態をすごく強調されます。で、それ自体はとても的確なことだと思いますが、井筒先生はあまり「身体」を取り上げないというか、我々は言語的な動物で、言語を使うことによって「世界」と「私」との間に関係性をつくる、言語的な「層」によって意識が分化していくということを強調されますね。それが間違いとも思わないのですが、僕はその「言語」と「身体」とが絡み合っているところのほうがすごく気になるのです。つまり、人間は「言語」をもつことによって自分の「身体」の感じ方が、他の動物と比べて根本的に変わってしまっているのではないかという気がするんです。特に脳卒中のような中枢系の障害をもっている方というのは、健常なあり方ではわからないような仕方で、逆に我々の「言語」と「身体」とが絡み合ってどういうようにその人の「自己」と「世界」とがつくりあげられているのかということを、僕たちに明らかにしてくれるようなところが多々あるなと思うんです。

本田　ええ。

第2部　対話：リハビリテーションの臨床と現象学の方法

田中　これは僕が神経心理学の本を読んでいてよく感じることなんですね。たとえば、失語などもブローカ失語とウェルニッケ失語に大別されるわけですが、失語を伴う患者さんが何かを語ろうとする場面や、その語りのあり方の中に、未分化な「言語」と「身体」が絡まり合ってその人なりに「世界」の何かを表現しようとしている様子をみたりするわけです。井筒先生の説明の仕方はとても壮大なスケールをもった哲学であるわけですが、それが現場に下りてくる時には患者さん一人ひとりの「身体」と「言語」の絡まり合い方を我々がどう解きほぐしていくのかということについては多くを教えてくれないと思うんですね。たぶんこの本田さんが作られたシェーマには井筒先生のアイデアはもちろん生かされているのでしょうが、本田さんがご自分の臨床でみつけたことも含まれてアレンジされているのだろうということもわかります。

本田　はい。僕なりに自分が臨床で経験している患者さんの変化について理解しようとしている時には、それを理解できるということとそれを記述できるとか図示できるということを同じところに並べているところがあります。僕が思っていることにこれまで読んだもので近かったのがルリヤでした。その本は『ルリヤ　現代の心理学』だったのですが、そこから得た知識に基づきますと、言語は人間の心理的な過程全般に変化を与えたというもので、具体的には人間の知覚のあり方を変え、注意による対象の抽出を可能とし、記憶の想起をより選択的にし、また想像する内容を鮮明にすることを可能としたというものです。つまり言語によってその人の世界との関わり方は変わっていくというのが基本的なアイデアです。とはいえ、基本的なこのアイデアは、言語が人間のどのような意識的な活動に影響を与えたかを詳細に語っていたとしても、リハビリテーションにおけるセラピストの言葉が患者の意識世界の、どの辺りの領域に影響を与えているかという点や、言語がどのような意識の流れをつくっているのかについては十分語ってくれてはいないと僕は思ったわけです。いずれにしてもですね、先ほど話してきたことをもとにこうしたシェーマを使って自分の臨床と患者さんの変化との関係を理解しようとしてきたわけです。…でも、おっしゃるようにこうした意識構造の中だけでは「言語」は

59

「身体」とどのように関わっているのかという姿までは、まだ明確に
みることはできていないですね。

田中　そう思います。

「からだの状態をその人の意識に届けるための言葉」を探す

本田　そこで…と言いますか、もう少しこの図の話の続きを話させて下さ
い。たとえば僕が思うに、脳卒中になるという事態は、言ってみれば
不意打ちで、無意識的なレベルで、すでに自分の片手片足がまったく
動かなくなっているということです。目覚めたら一瞬何が起きたか、
時間の途切れのような混乱もおそらく感じている中で、この世界に放
り出されたようなものなのではないかと思うわけです。そしてベッド
から起きようと意図しても手が、足が、動かない。ですから、このよ
うな身体では、食べること、歩いてトイレへ行くこと、排泄すること
などあらゆる行為が以前のようにはできなくなっているわけです。こ
の行為のできなさは、もちろん神経学的には脳の損傷による麻痺の結
果なのですが、「身体性」という意味においては、その背後には、歪ん
でしまった、異様な、変質した身体図式が患者の意識世界には横た
わっていると思うわけです。当たり前にできていた行為を背後で支え
ていたのは身体図式というものであるというならば…です。しかしな
がら、そのような事態が生じていることに、当然のことですが、本人
がそもそも気づけていない、意識できていないのです。こういうとこ
ろにリハビリテーションの治療という現場があるのだと思います。こ
の「意識できない」というところ、つまり患者にとっては発症後の体
験世界が存在するであろう潜在的な意識領域にも介入していくことが
僕たちの仕事だろうと思います。つまり「意識できていないことが意
識されるようになる」つまり腑に落ちていく、気づいていくという状
態をつくりだすために僕たちの治療というものがあるということです
ね。そうしたリハビリテーションのプロセスは患者さんにとってもセ
ラピストにとっても「言語」、言葉というものがその大事な手がかり
になるということまでははっきりしていると思うんです。

田中　そうですね。井筒先生は意識と無意識との間にイマージュの領域と言

60

第2部　対話：リハビリテーションの臨床と現象学の方法

語の領域の両方を置かれていますけれども、現場のセラピストの方は
おそらく意識と無意識との間を健常に結んでいるイマージュと言語の
蝶番が壊れてしまった、結ばれていたもののたががいったん外れてし
まったような状態、からだの状態がその人の意識に届かないような状
態に直面しているんだと思います。ですからそこにぴったり合う言葉
を見つけることで患者が自分の状態に気づくようにセラピストは取り
組んでいるのだろうと思います。ぴったりとはまるラベルが見つかっ
た時に、無意識の中に沈んでいたものが一気に意識に引き上げられて
くるというようなことが起きているのだろうと思うんです。

本田　なるほど、蝶番という喩え、イメージしやすかったです。人間の意識
を部屋に見立てた場合、顕在的意識と潜在的意識というそれぞれの部
屋があって、その部屋の間には蝶番のついた扉があって、互いに行き
来する際には、流れる意識の向きさえあれば通常は自然に行き来がで
きるはずが、片麻痺の患者さんのような病理がある場合には、行き来
できない状態になっている。つまり蝶番が壊れていたり、錆びて動き
にくくなっているような状態で、流れる意識がそこを通れないという
事態をイメージすることができました。そこでたとえば壊れた蝶番を
修理するか、あるいは錆びて動きにくくなった蝶番に油をさすような
ことをすることによって、意識がどちらにでも行き来しやすくなるよ
うになる。このような役割を担うのがセラピストであり、かつ治療的
な意図をもった言葉かけが、蝶番が蝶番としての機能を再度取り戻す
ということになると解釈することもできました。いずれにしても、そ
んな状態を毎日、特に脳卒中などによって片麻痺になった患者さんの
臨床で体験しているのだと思います。それから「からだの状態がその
人の意識に届かない」という喩えもわかりやすかったです。患者さん
自身では潜在的な意識領域に向かっていこうという流れる意識の向き
が仮にあっても、弱くて辿り着けなかったり、辿り着いたとしても、
さらに着いた部屋の「どこ」に「当たり」をつければいいのかわから
なかったり、その存在に気づけなかったりするという場面をイメージ
することができました。そうすると、ここでもセラピストからの声が
けが必要になってくるし、先ほどの田中さんの言葉を借りれば、ぴっ
たりと、はまるラベルが患者さんの体験世界の中に見つかった時に、

61

無意識の中に放置されていたようなものが一気に意識に引き上げられてくるというようなことが起きているのだろうと思うんです。もちろん、この手前には、そもそもセラピストがそこへ辿り着ける契機となる何かに気づけないといけないわけですが。

田中　そうですね。…僕がさっき言いました「推論」ではなくて、患者さんを見ている時に自分の中で起きている微細な変化に気がつくことが大事ではないかというのも、まさにおっしゃったようなところにあるのだろうと思います。セラピストが患者さんを見た時に感じる違和感であれ共感であれ、いずれにしても自分のからだの中で起きていることを言葉にできると、それが患者さんにとっても自分の中で言語化できなかった体感をうまく言葉にするための手がかりになるんじゃないかという気がするんですね。それこそ、蝶番に油をさすように。それは患者さんのからだとセラピストのからだ、言葉になるものとならないもの、そういったものがせめぎ合うところで生じていることではないかと。

本田　うーん、僕の中でそれはかなりしっくりきます。…そこから連想したことですが、一例ですが肘や膝の関節が構造的に似ているところから、先ほどの蝶番が浮かんできました。麻痺で思うように動かない関節運動の喩えとしては、「ギシギシ」「ギギーッ」「ギューッ」「ガクガク」などの病理が現れていることを表す状態から、治療によって「スーッと軽く伸びる」など改善の兆しとなる状態へ変化したりする場面が臨床ではあるなと、このような「オノマトペ」はそうしたからだと言葉のせめぎ合いの中で生み出されてきた言葉ではないかと思います。からだが知覚するものにすごく密接した言葉であるという意味ですが。

田中　その通りだと思います。たとえば、スポーツを指導されている先生がこの大学の中にもいらっしゃるんですけど、指導の現場でよく聞くのは、選手の動きを見ていて、こうすればいいんだよとからだの動きを正確な言葉で言っても伝わらないということです。運動の手順を言葉にするのではなくて、運動をイメージできるようなオノマトペで、たとえば「グーっと力を入れて」「ビュと素早く」といった、その選手のからだの中で起きていそうな変化を音の感じでうまく伝えることがで

きると、動きが即座に変わるという話はよく聞きますね。

本田　確かに臨床で積極的に使っている言葉を思い浮かべてみますと、おっしゃるように患者さんが何かに気づきかけていて、その一歩手前、もう一押し何か言葉が見つかればというような状態で使う言葉にはオノマトペが多いと思います。で、今こう話していて気づいたことがありまして、それはオノマトペのようなはっきりした形をもった言葉ではなく、ものの言い方というか、たとえば片麻痺の患者さんに対して仰向けに寝ている状態で下肢の訓練をしていて、その患者さんから見えるものが膝であれば、たとえばその方に麻痺側の「膝を曲げる」つまり「膝を立てる」という動作を求めることを言う時、「踵をお尻へ引いて下さい」と言うか、それとも「膝を胸に近づけて下さい」と言う場合、外から見える動きとしては一緒でも、その人によってつくられる下肢の動かしやすいという行為へつながるイメージが違ってくるわけです。つまり今の例で言えば、移動する身体部位である踵が、動かない身体の近位部である臀部ないしは（膝が）腹部へ接近するイメージを想起する言葉であることは同じですが、Ａさんにとっては前者、Ｂさんにとっては後者のほうがイメージしやすいということがしばしば起きます。単にイメージがしやすいというだけではなく、片麻痺の方の多くは、痙性と呼ばれる異常な筋のこわばりが伴うのですが、その異常な緊張の度合いが一部制御され、その結果としてその方々にとっては、さっきまで重かった足は軽く感じたり、ぎこちなかった足の動きは滑らかに実際に動くようになったりと、経験は変化していくのです。このことはおそらく、その方その方にとって響く言葉というものがあり、その方に合う言葉は、頭の中で身体の動くことに必要な運動のイメージの適切化に関与しているのではないかと思うわけです。ですからその時に本人にとって、しっくりくる言葉の言い換えは臨床では積極的にやっていると思いますね。セラピストとしてそうしたものの言い方のバリエーションというものを増やしていくことも大事だろうと思います。

田中　そうですね。今回、本田さんから見せていただいたビデオを見ていましても、そこは患者さんの特性に応じていろいろと使い分けているなと思いました。患者さんそれぞれの言葉遣いの特徴や言語化のレベル

をみながら指示を出されているように感じました。オノマトペで伝えている場面もありましたし、「膝を曲げる」と「膝を立てる」のような言い換えを工夫されている場面もありましたね。患者さんにとって症状を言葉にする仕方がこんなにいろいろとあるのかというのは僕には面白かったですね。

本田　そうですね…かなり論理的な思考を求めるというか、治療の中でやっていることに辻褄を求める患者さんであればかなり難しい説明も敢えてしますし、あるいはまったくその逆の方も…その人の職業歴を事前に知っておくこともそうですが、治療の中でのその人の話し方に応じて判断をしているところはありますね。求めることは一緒でもその言い方を換えているということはある…そう言われてみればそうです。…で、次のテーマに移りますが、先ほど僕は意識の多層構造の話をして、自分が考えている治療の構造を三角錐のシェーマで表現しました。このシェーマにある三角錐の点線の部分が意識の多層構造の下部、シェーマでは「無意識」としてありますが、これは第1部によれば「ミニマル・セルフ」の話で「身体所有感」とか「身体主体感」ということがありますが、これはメルロ＝ポンティの言う、えー…「前反省的」という表現をしている状態において、その所在は無意識的な潜在的な意識の領域にあると言えるのではないかと、そして意識の顕在化が起こるとそれは意識にのぼる、つまり反省的状態に移るということで、これも垂直方向への多層構造という捉え方とそんなに違うものではないと思うわけです。

田中　ええ、それはそう考えていいと思います。いちおう補足しておくと、「前反省的」と「反省的」というのは反省が起こる以前と以後の違いなので、垂直よりは水平な方向が含意されてはいますが。

「身体図式」は「ミニマル・セルフ」の起源

本田　なるほど、田中さんの図2を思い出してみますと、経験の流れとして左から右に時間軸があるので、水平方向も含意、確かにそうですね。そのうえで僕としてはまだここには何か、臨床的観点としては十分、語れていない感じがありまして、それは「身体所有感」や「身体主体

感」よりも、以前から自分が知っていたものであり、また考えてもきたこととして「身体図式」というものがあります。この「身体図式」をなんとかこの治療の多層構造の中に入れ込めないかということで考えたのが、先ほどのシェーマの左側に描いてあるものです。実はこの三角錐の左側の図は、人間の意識の層構造と志向対象を重ね合わせる意味も表現していますが、これは田中さんの論文「運動学習におけるコツと身体図式の機能」（2013）を参考にさせていただいております。つまりですね、これが意味するところは、学習するということは、たぶん身体図式（ボディ・スキーマ）が意識にのぼって身体像（ボディ・イメージ）として顕在化していき、そうして意識にのぼったイメージがまた深層に沈んで身体図式を書き換えていく、更新していくというような循環する仕組みを治療のもつ循環構造として捉えていくほうがいいのではないかと思っているんです。なぜいいかと言いますと、これは僕の治療経験からなんですけど、たとえば、嚥下障害のある片麻痺の患者さんに対して、口の中の模型や僕の口の中を見せ、その後、患者さんに鏡で自分の口の中を見せながら、何か違いがあるか尋ねると、当然と言えば当然なのですが、模型や僕の口の中の見え方、つまり多少の大小などの違いはあっても歯があり、唇があり、舌がありと自分と同じだと答えるわけです。今度は目を閉じてもらい、自分の頭の中でその口の中や舌を思い浮かべてそれを描いて下さい、といったら頭の中に浮かぶイメージは、さっき見た僕の口の中や、鏡の自分の口の中とは違うということに気づくのです。たとえば舌の形が左右非対称に歪んでいたり、舌の先がなく短かったり、口の中の天井（口蓋）が欠けていたりするということが明らかになったんです。これはたぶん、ヘンリー・ヘッドの言うところで言えば、身体図式というものが潜在化されている限りにおいては図式のままでとどまっているけれども、それをひとたび顕在化させたら身体像になるんだ、つまり鏡に映るような物理的な存在ではなくて、その人の認知がつくるイメージになるんだということです。これは自分の臨床経験に照らしてもとてもリンクしてくる話なんですね。

田中　ええ、なるほど。

本田　であれば、さっきの食べるという行為、話すという行為に関わる口腔

器官という身体のことで言えば、「前反省的」なレベルとしての所在が、つまり基本的に身体所有感や主体感というものは「ミニマル・セルフ」にあるということだと思うのです。先ほど紹介した臨床例で、たとえば私の左側の口蓋は肉が削げて骨だらけで洞穴のようだとか、私の舌は短く、舌先はないと言ったりすることができる時点で、これは意識として顕在化されている身体像、身体イメージと言えることなのですが、実はその手前には、潜在的な意識領域にある身体図式の違和感について、どこかで気づいているところがある、言語化されていない段階での漠然とした違和感というものに気づき始めているところがあると思うのです。多くの片麻痺の患者さんはこのような潜在的な領域の中に病理を抱えていると思うわけですが、まだまだ一人では漠然としていて、混沌とした状態だと思うんです。それが意識に引き上げられて言語化された時、僕たちセラピストにとっても奇妙で、一瞬戸惑ったりする表現もあるのですが、初めて共有可能な情報となり、どんな内的世界を生きているのかについて解釈しうる対象となっていくとも言えるのです。

田中　そうなんですね。

本田　田中さんの第1部で「ミニマル・セルフ」を内部モデルの仕組みとして、そしてそこに発生する「身体所有感」や「身体主体感」として教えていただきました。それを僕は臨床的な理論としては「身体図式」の仕組みと重ね合わせて理解したいと思います。そういう整理をすれば、こうしたことは他者、特に同じセラピストたちにも伝えていける話し方ができるのではないかと思い始めているんです。

田中　おっしゃる通りだと思いますよ。結局、概念としての分節のさせ方の方向が違っているだけで、「ミニマル・セルフ」と「身体図式」という言葉がさし示しているものはそれほど変わらないと思います。どういう意味かと言いますと、「身体所有感」も「身体主体感」も、どちらも反省以前のレベルで暗黙の気づきが伴っているものだからで、そうして暗黙の気づきが伴っているものは行為や運動の文脈でみれば、それは「身体図式」で捉えようとしている何かと変わらないものなので、もともと「身体図式」の中に包含されていたものを「自己」あるいは「私」の成り立ちという文脈で取り出すとそれが「所有感」や「主体

感」というものになると、そう考えてもらえればいいと思うんです。概念として捉えようとしているものがそんなに大きくは変わらないと思いますね。

本田　ああ、なるほど。

「**身体図式**」とは行為の可能性の「**堆積**」

田中　それでですね…さっき本田さんが説明されている時の手のジェスチャーがとても面白いと思って見てたんです（笑）

本田　えっ、手ですか（笑）

田中　そうです（笑）。手の動きを見ながら僕も「そうだよね」って思ってたんです。というのは、本田さんが「身体図式」と「身体像」の話をする時に、手を空間的に上下を行き来するようなジェスチャーをしていたんですよ。その通り、この「身体図式」と「身体像」は空間的なメタファーで捉えてもらえればとても合点がいく概念なんです。一方、「所有感」とか「主体感」というのはもともとは時間的な持続を問題にしているので、空間的というよりもともとは時間的なメタファーで捉えやすい概念なんです。本当は「身体」に付随している同じものを捉えているんだけど、空間的な捉え方が入るようなものになると「身体図式」と「身体像」になるし、時間的な捉え方が入るようなもの、つまり「前反省」と「反省」という区別をすると、「前反省」のところが「所有感」や「主体感」になると、そういうことです。時間軸で捉えるか空間軸で捉えるか、あるいは患者さんの「自己」に沿って捉えるのか、それとも運動学習に焦点を合わせたいのかというように、セラピストの目のつけどころとか訓練の文脈に応じてこうした捉え方は切り替えることができるのだろうと思います。

本田　ええ、わかります。…それに補足なんですが、「身体図式」というものですぐに思い浮かぶのは「空間性」、つまり田中さんがご著書『自己と他者』で、身体図式というのは、他の場所ではない、「ここ」として特定するような機能を備えていると、確か、おっしゃっている、これは自己身体における「ここ」という身体空間の定位があるということですね。わかりやすい例が、蚊に刺された時の場面において、刺された

場所におのずと手が伸びて、気がつけばすでに掻いているというもので、非常にわかりやすいですね。そして刺された場所が手の届かない背中などの場所で、テーブルの上にあるキンカンなどのかゆみ止めを他の人に塗ってもらおうという場合、明確に自分の背中の刺された部位が意識にのぼる、つまり映像化された背中という身体イメージが浮かびますね。それからこの身体図式の空間性という意味には、もうひとつ違う意味があると思っています。それは運動覚を介した自分の身体としての手は今どこにあるか、あるいはどういうふうに動いたかということを知らせてくれる働きについてです。…これは運動制御や行為の時間軸にも関わるのかもしれませんね。たとえばテーブルの上にあるキンカンを取ろうという意図から、キンカンを実際に取った時までの時間を、ビデオの映像を巻き戻しするように、何度か実際の行為と同様の動きを閉眼で再現してみるとわかりやすいかもしれません。つまり上肢という自己身体の関節の固有受容覚が生じることによって自らの身体の動きは必ず、頭の中で視覚的な映像としての変化を生じさせるわけです。こうしたことを考えると視覚や運動感覚の要素が身体像にはあり、その身体像が顕在化される手前に身体図式はあると考えることができると思いますが、この他に五感としてもっといろいろなものが関わっていると思います。トータルで見たら「身体図式」と「身体像」なんでしょうけど、これらを構成している知覚にはとても多彩なものがあると思います。これは臨床では非常に具体的に分析できなければいけない複合的な知覚になるはずですね。田中さんはこうした「身体図式」というものをどういった感覚のモダリティによるものと考えますか。

田中　まずモダリティとして重要なのは固有感覚と運動感覚でしょうが、空間の中で動き回ることを考えると、他のモダリティも必ず関わってくるでしょうね。僕自身は身体図式の概念を生理学的な感覚モダリティに分解して対応づけて考えることはしてこなかったので、今、語りながら考えている最中ですが、習慣化された行為を自らに堆積して、空間の中で動き回ることを可能にしているメカニズムと考えるなら、ベースラインはやはり固有感覚と運動感覚なんだろうと思います。加えて、たとえばものにぶつからないように動くために僕らは視覚を頼

りにするし、自分が出す音の反響から空間的な位置を確認しているので聴覚にも頼っていますし…

本田　嗅覚…

田中　そうですね。特に「食べる」という行為の場合には嗅覚に合わせて口の動きや食べ物を運ぶ手の動きをコントロールしていますね。さらに前庭覚が大事だということは言うまでもないですよね。なじみのある環境の中で的確に動くために必要な感覚は、すべて身体図式の機能を通じて、あるいは身体図式を支える多感覚統合の機能として取りまとめられているんだろうなと思います。

本田　そうですね。僕も同じように思います。…で、今、田中さんが「身体図式」に対する「堆積」とおっしゃったんですが、この「堆積」という言葉は僕としてはまだ自分の中でひっかかっているというか、咀嚼しきれていない言葉なんですね。田中さんの著書『自己と他者』を読んでいましたら「身体図式」の「堆積」というのはアップデートとか更新という意味と同じだと以前は思っていました。実は同じ学会に所属している方と昨年学会で議論した際にも「堆積」というワードが出まして、その時点でもそう思っていました。ですが、その後、何度か読み直しまして、やはりそれとはちょっと違うニュアンスももっている言葉のように思えてきたんですね。敢えて「堆積」という言葉を使うということは、何か地層の堆積のような歴史や記憶が積み重なっていくというニュアンスがあるからこの言葉なんだろうと思いましたが。

田中　もちろんそうです。でも、ありがとうございます。これまでそんなふうに聞かれたことがなかったのであまり気にしないで書いていたんですね（笑）

本田　えっ、そうなんですか（笑）

田中　あえて言うと、「堆積」という言葉を使う場合には、からだの歴史性を意識して使っています。からだって面白くて…その人が過去に実践してきた身体運動というものは何かしらの形で蓄積するというか、歴史的に引き継いでいるところがありますね。学生時代に部活やサークルで実践していたスポーツに特有の運動性がそうですし、職業人として全身に染みついた身のこなしもそうです。これは単に個人的な過去だけでなく、その人が所属する文化にも影響を受けます。その人が育っ

てきた文化的背景もまた、その人の身体に刻み込まれています。たとえば日本文化ですと家に入ったら靴を脱ぐとか、食事の時に茶碗を手に持って食べるとか、人の気持ちを察したい時に相手の目を見るとか、そういった習慣を全部含めて、どういう所作で自分の身を環境に合わせて一回一回行為をするのかというところに文化の影響が見てとれます。ここにはジェンダー的なコードもありますよね。ジェンダーフリーな教育が行き渡ってきていますが、それでも男子で生まれるのと女子で生まれるのとでは、身体運動や身のこなしの躾け方は大きく違います。ガニ股で歩く女性は少ないですし、逆に内股で歩く男性は少ないでしょう。これらすべてを含めて、身体図式にはその人が生きてきた過去の行動の履歴がすべて地層のようになって身体の根底に「堆積」しているという意味合いで使っています。これをリハビリテーションにもうちょっと展開して語るとするならば、患者さんの履歴もけっして一様ではないですよね。さっき本田さんもおっしゃっていましたが、その人がどんな職業についていたかということがその人の身体の使い方に相当に影響している部分はありますよね。

本田　ありますね。

田中　ですから、発症までに患者さんがどんな生活をしていたかということが、リハビリテーションでも決定的な意味をもつのではないかと推測しているわけです。個々人が生きてきた歴史的な積み重ね＝「堆積」があると思ってもらえれば、患者さんの身体には解剖学や生理学だけでは理解できない部分もあるということはご理解いただけるのではないでしょうか。

本田　そうですね。「堆積」という言葉は「身体図式」というものの深みを僕たちに気づかせてくれる言葉です。患者さんは一様ではないとさっき田中さんがおっしゃってたわけですけど、だからこそそれぞれの患者さんのその人らしさを気にするのは至極当然のことだとわかりますね。それぞれの人たちの中に積み重なってきたものが独自だということです。ですからそれに応じて治療もそれぞれ独自な工夫が必要になるということですね。「身体図式」という言葉は非常に一般的な概念としては理解されていますが、それをその人らしさという視点でみるとけっして一般的に括れるものではないですね。

田中　それこそ一筋縄ではいかないですね。

本田　そうですね。…先ほどの「ミニマル・セルフ」の構成要素として「身体所有感」と「運動主体感」があるということに補足して、ではこの「身体所有感」のベースラインにあるのは視覚と体性感覚の二つになっていくのか、それとももっと五感全部というように考えたほうがいいのかというように考えるセラピストも出てくると思います。…なぜこんなことを言うかと言いますと、「身体図式」は治療的には非常に具体的な知覚の構成として治療に使えるという意味では治療のツールの理論としてもとても説得的なんです。一方で「ミニマル・セルフ」は「身体図式」に重なるところがあるが、そこには空間軸か時間軸かという捉え方の違いもあるということでした。このあたりをもう少しお願いできますでしょうか。

田中　少しだけ「所有感」の概念について補足させて下さい。もともと「所有感」というのは「身体」と結びつけずに使われている概念です。というのも、人がいつ、どこで、どんなことを経験している時も、「この経験は私の経験だ」という暗黙の感じが伴っていますよね。実際、人はどんなことを経験している時もそれを他の人の経験と混同することはありません。このような、あらゆる経験に付随している「私の」という暗黙の感じのことを現象学では「所有感」という概念で考えます。ですからこの「所有感」というのは身体だけに付随しているのかというと、必ずしもそうではなくて、私のあらゆる経験に付随するものという捉え方をするわけです。それを敢えて身体感覚だけに引き寄せて説明すると「身体所有感」という呼び方になるということです。ここは押さえておくほうがいいと思います。

本田　なるほど、そうですね。

田中　神経生理学の研究が進んできて、視覚と触覚、あるいは視覚と固有感覚の多感覚統合で「身体所有感」が生まれるんだという議論が盛んになりましたけれども、もともとの現象学の文脈を踏まえて言うならば、「所有感」は身体だけに紐づけられているわけではないので、多感覚統合に還元できるというような議論を聞くと、それは違うよねと思うわけです。ですから過剰にモダリティに関連づけるのもどうなのかと思いますね。さっきの、「身体図式」をモダリティに関連づけるとい

うのは合理性があると思いますが、「身体所有感」を感覚モダリティ
に関連づけて、それだけで理解できたつもりになるのは感心しません
ね。

「ナラティブ・セルフ」…これは、私が生きている世界だ

本田　そうですね…すべてわかりますとは正直言えませんが、このあたりは
ゆっくり自分で振り返りつつ、考えてみたい興味のあるお話でした。
ありがとうございます。…で、次に「ミニマル・セルフ」から「ナラ
ティブ・セルフ」へと展開していく流れについて話を移していきたい
と思います。「ミニマル・セルフ」について言えば、リハビリテーショ
ンに関わっている人間であれば、このあたりは生理学的な仕組みであ
るコンパレータ・モデル、比較学習モデルを使って理解しようとする
のだと思います。つまり意図から始まり、行為結果を照合する過程の
中で、空間性の不一致とか時間性の不一致を検出して、これを調整し
ていく仕組みとしてという意味ですが。で、たとえば左片麻痺で半側
空間無視も呈していて身体失認がある患者さんを担当した時のことを
思い出しているのですが、この方は「この手はお母さんの手だ。自分
の手ではない」と言い切ったのです。最初は僕も安直にといいます
か、運動の意図と結果の不一致でそういうのだろうぐらいに考え、左
上肢の運動麻痺に対するアプローチをしていたんです。その後若干麻
痺していた左上肢の動きがよくなってきたので、「お母さんの手」と
言い切ったその手も自分の手に戻るんじゃないかと甘い期待をもった
りもしました。ですが、結果はだめでした。即時的には自分の手に戻
るような感じがあるのですが、次の日には元に戻っていると。で、い
ろいろとやりとりをしていくうちに、なぜそれが自分の手じゃなく
て、お母さんの手なのか聞いていくうちに、本人は「この手が冷たい
からわかる」と言うんです。じゃあ皮膚温が違うのかと思って触って
みると、僕にとっては一緒、左右差がなく、どちらも普通に温かいわ
けです。そうなるとこの手がもっている問題というのは、麻痺による
随意性の障害や麻痺した手の血流などとは別の理由があるのではない
かと、「その冷たい」という言葉を認知意味論的に考えることはでき

ないかと。たとえば、それはなんらかの理由によって、この手には自己らしさを生み出す何かが欠けたことによって親和性が失われたのではないかと。そう考えるに至ったのは、いくつかの本を調べている中で、ファインバーグという医師が書いた『自我が揺らぐとき』という本に出会ったからです。この本を読んだ時にヒントとなったものは、身体失認は「カプグラ妄想」の身体版ではないか、という着想です。それを手に応用することができるんじゃないかと思ったわけです。つまりこの患者さんは、物理的な手という対象の認識はできるのですが、そこに情動的な、といいますか、親しみのような情動的な繋がりが稀薄になり、親和性がなくなったということをその手は「冷たい」と表現しているのではないかと考えたのです。たとえば「あの人は冷たい人だ」と言う時の「冷たい」という言葉のもつ意味と同じではないかと。

田中　面白いですね、それは。自分の手のように見えるんだけど、自分の手に感じられるような親しみがないのですね。

本田　はい。そうなんです。じゃあこれからどんなことがやれるのかと思いながら、その患者さんにいろいろと聞いていくうちに知ったことなんですが、その方にとっての生きがいが息子さんと同居していた時の、毎日包丁をもって食材を切って料理をしていた時のこと、そのために畑作りを一生懸命やっていた手だということを語り始めてから、治療を始めた当初は抽象的な印を３つほど目の前において、そこに手をもっていって、「今あなたの手はどこにありますか」というその空間的位置を聞く訓練をしていたのですが、そのエピソードを聞いた後に今度はその印を野菜の模型に替えて、今度は「あなたが今、手でとろうとしているお野菜はなんですか？」とか「今、手にとろうとしているお野菜で息子さんに何を作ってあげようと思っていますか？」あるいは「作ってきましたか？」というような質問に変えたところ、その直後から自分の手になったという経験をしました。

田中　それはすごい。

本田　ええ、それ以来、何ヶ月経っても、どこの場面でもそれはその人にとって自分の手になったんです。僕以外の人間が尋ねても私の手は私の手だと。

田中　素晴らしいですよ、それは。

本田　ありがとうございます。で、彼女にインタビューをしてみました。「どうして、あなたは昨日まで、この手はお母さんの手だと言っていたのに、なぜそれが自分の手だと思えるようになったんですか」って聞いたら「よく考えてみたら、ここが（と言って左肩を右手で握りながら）私のからだに通じたから。これは違うと思った」と語ってくれたのです。さらに「この手は温かいですか、冷たいですか？」と再度尋ねると、「温かいです」と答えたのです。訓練では肩の運動覚を介して自分の手がどこに向かっていくかということをやっていたし、ここで通じているというその言葉のように、訓練でも肩がポイントになると考えていたところまでは正しかったわけですが、でも結局は、こんなふうに変わったことには本人の情動的な記憶というものがこの肩と手とをうまくリンクさせたということだったと思うんです。それを「しっくりくる身体になった」という言葉と結びつけた時に、もう一度、さっきの「身体所有感」を知覚のモダリティにあまり過度に結びつけてはいけないだろうという先ほどのお話との兼ね合いについてお聞きしたいのです。この治療経験は情動的なものが「私」を生み出すのだということを示唆していると思いますが、それが、たとえばこの例のように肩の運動覚のような知覚のモダリティとどのように関わり合っているのかということなんです。つまり情動的な記憶と「身体所有感」とのつながりについてです。

田中　今のエピソードはとっても素晴らしいと思います。だから逆に、それに対して自分はどう返せるのかなと思いながら聞いていました。文字どおりに臨床例としてとると、所有感がどう回復したのかという事例だととれるわけですが、ちょっと角度を変えさせてもらって、身体図式にもう一度その左手が包含されたんだという捉え方をしてみてもいいかなと思ったんですね。なぜかと言いますと、さっき履歴の話が出てきましたけれども、その人が生きてきた履歴があって、その中で繰り返されてきた行為が習慣として身体図式の中に堆積されていて、そのように堆積されていた「私の身体」の中から左手だけが排除された格好になっていた、発症を機にうまく包含されなくなっていたのではないかと思うんです。で、その患者さんは治療によって何を取り戻し

たかというと、なじみの感情を取り戻す回路を見つけたということなんじゃないかと思うんですね。どういうことかと言うと、身体図式というものは環境の中で同じ行為を繰り返すことで形成されていくわけですが、それは、言葉を換えると「なじむ」ということなんですね。ある環境の中で、ある仕方、同じような仕方で行為を繰り返していくことで、「これが私の生きている世界である」「これが私の身体である」というなじみの感情を世界との対話の中でつくりあげていくということです。そうなると我々の身体は単に物理的なものでできているわけではなくて、まわりの環境の中で何をやってきたのかに応じて、つまり履歴に応じて、私と世界とのなじみの感情を記憶とともに引きずって生きているわけですね。そうだとすると、本田さんの介入によって、患者さんは「私がなじんでいる世界」に接触している「私の身体」を取り戻すヒントを得たのだ、と考えてはどうかと思うのです。息子さんのために料理を作っていたという経験、その家庭の中に私がいて、息子さんがいて、息子さんのために自分が料理を作っているという、まさにその風景の中にもう一度、その人の身体が投錨されるきっかけを得たのではないでしょうか。もう一度その身体をもってその世界に入っていくというか、なつかしい感情とともに、感情と記憶と、親しみを覚えている世界の感じというものがいっぺんに蘇ってくるような感じがあって、それが身体図式をもう一度、左腕を含む形で取り戻させるプロセスになっていたということではないでしょうか。まあ、生理学的に言うと「情動」という単純な一語になってしまいますが、「生きられた身体」からみると「私がなじんだ世界というものを身体が取り戻した」と、そういう事例になっているんだろうと思います。で、私の世界を取り戻すきっかけになっていたのが料理を作っている左手であり、料理を作っている時に目の前に見えていた野菜であったと、そういうことではないかなと思います。私の理解がどこまで患者さんの経験に迫れているかわかりませんが、現象学的にはそのように理解できそうです。

本田　ああ、そんなふうにみることはなかったというか…所有感がもつ「堆積」が繋がっている話なんですねぇ…

田中　同じことを角度を変えて時間軸からみると「所有感」ということにな

るんでしょうね。情動に媒介されて視覚と運動感覚と固有感覚の多感覚統合が再び成立したので、所有感が戻ってきたということでしょうね。ですから、感覚モダリティに沿って神経生理学的に理解することもできるんだけれども、身体図式が表している「生きられた身体」という別の角度からも語れるということでしょう。「身体」とはもちろん生理学的であり解剖学的でもある構造をもったものですが、それを「生きる」という観点から捉えることもできる。「身体」とはけっしてどれか一つの意味しかもっていないものではないわけです。世界と対話する身体というものを先ほどのシェーマのように空間的に捉えることもできるでしょう。そして、もっと言えば、僕らが生きてきた履歴が身体の中に堆積されているということは、それがナラティブのほうにつながる回路をもっているということでもあるんだと思います。つまり身体とナラティブとは切ってもきれない関係をおそらくもっているということです。…それにしても、今の事例は相当に深く議論できるような大事なものをいっぱい含んでいると思います。単に身体所有感を取り戻した事例としてのみ語るにはもったいないというか、もっと重大な論点がそこにあるような気がしていて、まだ自分でもそれをうまく語りきれていないという感触があります。…そのように「私の身体」が言っています（笑）

本田　（笑）そうなんですか。重大な論点の可能性が…それを聞くと僕自身もまた考えてみたくなりました。…これまでのお話で「ミニマル・セルフ」についてかなり話してきましたが、僕たちの身体に堆積する僕たち一人一人の生きてきた履歴、それも僕たち一人一人がそれぞれのありようで関わってきたその環境をも含んだものとして捉えると、そこには「ナラティブ・セルフ」につながっていく「回路」が見えてくるということが言えると思います。それが大事な意味をもつのがまさにリハビリテーションの臨床で、そこでは患者さん一人一人の履歴のみならず、それに関わるセラピストの履歴との対話がとても大事な役割をもつということも自ずと考えさせられます。そこで今度は田中さんに身体性と言語との関わりについてお聞きしたいと思うのです。

田中　はい。

「運動イメージは言語である」の意味すること

本田　田中さんとの出会いは、2018年に大阪で開催された認知神経リハビリテーション学会でした。田中さんは学会初日の特別講演で登壇され、「運動学習における身体イメージの役割を再考する」というテーマでご講演されておられましたね。僕が直接的に田中さんと初めてお会いしたのはその後の懇親会でしたが、その頃からずっと頭の中にひっかかっている言葉があって、それは認知神経リハビリテーションを提唱したイタリアのカルロ・ペルフェッティ先生の言葉で「運動イメージは言語なんだ」というものです。運動学習と言語との関係についてペルフェッティ先生という人はそんなことをおっしゃっているんですよと、その時、田中さんに話したら、田中さんは「それはそうだと思います。でも当たり前の行為は最後に言葉は消さないといけないんだとは思いますけどね」っておっしゃったんです。そこで改めてお聞きしたいのですが、田中さんは現象学哲学の観点からみて「運動イメージは言語である」と言われてどう思いますかということなんです。これはセラピストであれば第1部で解説されているような内部モデルの中での遠心性コピーであるとか、僕たちが「知覚仮説」と呼んでいるようなものが運動イメージに重なるわけですが、現象学からみてそれはどうなのかなと思うんです。

田中　そうですね…改めて「運動イメージは言語である」と聞くと、とても面白い言い方だと思います。おそらくですが、多くの人はその言葉を聞いた時には「運動イメージ」のほうに注意が向く、こだわっちゃうのかなと思うんですが、その一方で、では「言語」とはなんですかという問いもあると思うんです。先ほどオノマトペの話があったじゃないですか。たとえばスポーツでもう少しでパフォーマンスが向上しそうな選手に声をかける時にオノマトペがなぜ効果的なのかと言えば、それはまさに、未だ生まれていない運動イメージを生成する引き金が言葉になっているからですよね。「グッと腰に力を入れて、スーっと背筋を伸ばす」「タン、タン、タンとリズムをとって走る」といったように、ラベルになる言葉がぴたりとはまるとそこで身体がおのずと動き始めるというような、動きを誘発する性質がオノマトペをはじめと

する言葉にはありますよね。そう考えると「運動イメージは言語である」という時にはその「言語」の中身は柔軟に捉えないといけないのかなと思います。オノマトペは耳で聞くものではあるんだけど、たとえばリズムだったり、運動感覚だったり、あるいは固有感覚だったり、さらには触覚的なものも含んでいるだろうし、視覚的なものも含んでいると思います。そういう意味で共感覚的なものなんですよね、オノマトペというものは。おそらく運動イメージもきわめて共感覚的なものだと思うんですよ。基本的には視覚と運動感覚の両方を含んでいないと話にならないわけですからね。ペルフェッティ先生も、運動イメージと言語の背後にある共感覚的なものを想定しているのかもしれません。共感覚的なものがこの言葉の重要なポイントなのかなと思いました。

本田 はい…なるほど、多感覚的というより共感覚的。そういう考えにはまったく及びませんでしたね。このあたりも、後でじっくり考えてみたいと思います。それから今、この話はちょうど「ミニマル・セルフ」から「ナラティブ・セルフ」に連続していくところにきていると思いますが、そこでこの「運動イメージは言語である」というペルフェッティ先生の言い方から言葉が身体に接してというか、先ほどの田中さんの言葉を借りれば「ラベル」となって身体による行為をつないでいくというお話になっていると思います。つまり言語は行為がどんどん未来につながっていくその間をつないでいくラベルとしての役割をもっているということですね。そこでこれからの話をさらに「ナラティブ・セルフ」につないでいくという意味で僕には思い当たる話があって、それはあの有名なヘレン・ケラーの話です。彼女の手を水道から流れ落ちる水の中にもってきて「Water」とサリバン先生が言う、そこでヘレン・ケラーは、初めて物には名前があるということに気づくわけです。もっと大事だと思うことは、初めてサリバン先生との間で自分がもってきた葛藤とか人形を叩いたりボタンをちぎったりした自分の行為に対して初めて後悔の気持ちを伴った言葉が浮かんできたという話です。では言語をもたないと後悔の気持ちは起こらないのかということを思ったんです。「ナラティブ・セルフ」を考える時には過去から未来へとつながる時間というものを切り離すことはでき

第2部　対話：リハビリテーションの臨床と現象学の方法

ないとすれば、「反省」というか、意識にのぼらせてその意味を考える
こととは、たぶんこのヘレン・ケラーが経験したことのように、過去
と今とを後悔の気持ちと一体となった言葉を通して彼女を成長させる
ことだったのではと思うんです。

田中　言語は重要なんですけど、僕はその前に押さえておくべきポイントが
あると思っています。メルロ＝ポンティも身体に備わる「二重感覚」
が「反省」の起源であると言うわけです。「反省」とは「私が私の経験
を振り返る意識の機能」であるとすると、「身体」の中にも自分の感覚
を自分に折り返すという感覚経験があるわけですね。たとえば右手が
左手に触れる、あるいは左手が右手に触れ返すというようなことで
す。触れる・触れられるという関係が「身体」の中でもくるくる反転
するようなところがあって、それが意識的に「反省」ができることの
身体的な起源なんだということですね。「私が私自身について考える」
という反省の形式は、「私が私自身に触れる」という触覚的な起源を
もつということです。で、もしそうだとすると、言語をもっていない
生き物、たとえばイカとかタコでも反省は起きうるんですよ。たとえ
ばイカの中には発光する種がいるんですが、鏡に映った自分を見て発
光する個体が見られるんです。そうなのであれば、そのイカは自分の
ことを自分だとちゃんと認識しているのかもしれません。人間とは
違った「身体」の構造はしていますが、それでもその中には感覚を自
分に折り返せる仕組みがちゃんと備わっているのではないかというこ
と、感覚の再帰性が自己意識をもつこととパラレルな関係があるので
あれば、イカもちゃんと自分を振り返る、つまり反省できる意識は
もっていると考えられます。言葉をもっていることは重要ですが、言
葉があるかないかということ "だけを" 僕は「反省」の基準と考えな
いほうがいいと思います。

本田　ああ、なるほど。反省という意識作用の大事な点は、感覚を折り返す
仕組みがあることであって、言葉だけではないということですね。わ
かりました。

田中　で、そのうえでなんですけどね…人間の言葉のもっている特異性を考
えると、言葉によっておそらく我々の感覚というものは相当、根本的
なところで上書きされてしまっていると思います。まさに先ほどのヘ

79

レン・ケラーの話ですが、言葉があることによって過去の経験を一挙に振り返って同じ言葉のもとで統合することができてしまうということでしょう。たとえば冷たく流れている液体のことを「Water」と語ることができた時に、自分が過去に経験したあらゆる同じタイプの液体を「Water」という同じ概念にまとめられるわけです。これは未来に向かっても同様で、これから出会う液体に向かって「Water」という同じ概念で統合できることが予測的に先行しつつ、触覚の経験が生じるということですね。だとすると、さっき言いましたように、我々の感覚は言葉があることによって相当、根本的なところで書き換えられていると思います。いろいろな感覚経験を一つの概念によってギュッと圧縮してとりまとめるような作用が起きているはずで、だから人間は、感覚を指し示す言葉があることで、自分の身体に関してものすごく鈍感になっているところと、ものすごく鋭敏になっているところの両方ができてしまう。他の動物と比べて、言葉をもつことで感覚に鈍感になっているところと、他の動物ができないようなやり方で感覚を言葉でとりまとめるような鋭敏さの両方がある。

本田　「二重感覚」については第1部でも説明していただいているんですが、そういうことはすぐには考えられませんでしたねぇ…（笑）

田中　（笑）いちど言葉を身につけてしまうと、言葉がどこまで僕たちの感覚を書き換えてしまっているのか正確にはわからなくなりますよね。言葉がなかった時に戻れないし…もしかすると、「オノマトペ」なんかは僕らの言葉の起源にすごく近いものなのかなと思いますね。「身体」の中で起きている、ある種の反復する体感やリズムのようなものを「オノマトペ」はうまくつかまえていますよね。さっきの「運動イメージは言語である」という言葉の意味を考える時もこの話にリンクしているような気がしますね。どうですか？…もしも僕らの感覚経験が言語によって上書きされているとしたら、「身体」を動かす時に先に動き始めているかすかな運動イメージも、言語があることによって豊かに捉えられるかもしれないじゃないですか。

本田　はい。

田中　言語的に捉えられることで、身体の中で動き始めている運動イメージを分節しやすいというか、身体をフィードフォワード的に制御しやす

くなっている面があると思います。ただ、その一方で、それによって人間が見失っているものもあるような気がしています。たとえば肉食動物が草食動物を捕まえる時のその一瞬の、成否を分けるような鋭敏な感覚を人間はもっていないように思いますし。次の瞬間の相手の挙動とか、環境の瞬間的な変化を察知する時には、かえって言葉が邪魔になるのではないかな。フィードフォワード制御の際の予測が邪魔になるといいますか。

本田　ええ…今の話を聞いていて、僕らは患者さんが意図した望む方向へ「身体」の動きがつながるようなものをどうしたら実現できるかということで、あの手この手でいろいろと言葉を使って患者さんにイメージしてもらうということをやっているわけですし、そこでは先ほどの話のように「オノマトペ」もさかんに使っているわけですね。そうなのですが…今、改まって僕たちが臨床で患者さんの「身体」を目の前にしながらその治療に「言葉」を使っているというその状況はいったい何なのかと思ったんです。これは実際の経験ですが、左半球損傷を呈して重度な失語があり、身体的にも重篤で、ほぼベッドから起き上がれない患者さんがいたんですが、ある日、その人がベッドに寝たままご自分の右手、これは麻痺がある側の手ですが、右手を目の前にかざして手のひらを自分に向けたり裏返したりしながら、まじまじと見つめているんです。最初、僕はその方が何をしているのかわからなかったんですが、ある時に気づいたんですね。これは乳幼児がする「ハンドリガード」と同様のことが起きているのではないかと。で、目の前に見えている手を…「これは私の…」という意識に繋がっていって、動かしている運動感覚もあるから、この同期しているこの意識と感覚は自分が動かして生じているものだという確認の作業なのではないか、この患者さんがやっていることは同じことではないかと気づいたんです。たぶん乳幼児だったらいわゆる大人が使う言葉は獲得していないけれども、田中さんの言葉を借りれば、前反省的な気づきにつながる、おぼろげながらそれはいずれ自分の声になる芽生えだと思うし、違う側面で言えば、見え方と動き方が同期する経験は、行為を背後で支える身体図式の形成をより確実にしていくものだとも言えるのではないでしょうか。で、その左半球損傷の患者さんは、これは僕の

考えですが、そうやって自分の右手をいろいろな角度で自分に向けて見つめていた時に、一生懸命につぶやいていたんだと思うんです。「これは…オレ、おれ、俺のテ、て、手なのか…」みたいなつぶやきです。

田中　めちゃめちゃ面白いですね。

本田　それがその人だけ、一例だけじゃないんですよ。病院で働いていた時に何度か同じような場面に出会っているんです。…さっき田中さんがおっしゃったように、言葉を獲得してしまったがゆえに結果的にそれが邪魔しているというような事態があんな場面なのではないかなと思ったんです。であればこれは言葉を取り戻そうとしている左半球損傷の行為のように見えますが、逆に、そうではなくて言葉が邪魔するから自分の「身体」へのリンクが見つからない行為のようにも考えられます。

田中　おっしゃる通りだと思います。ヘレン・ケラーが水の概念を言葉でつかんだ時に、過去に遡る水の感覚経験を全部まとめることができてハッとしたのだと思いますが、これはおそらく、折り返して未来の予測にもなっているわけですよね。同じような感覚経験に次に出会った時に「これは水なんだ」と認知させてくれる言葉のラベルが一つ、頭の中に増えているということです。先ほどの失語の方が自分の手を動かしながら見るということは、もしかするとそのラベルが消えている、初期化されているような事態があって、私が手を動かすということはどういうことなのかということについての言語的な整理がいったんリセットされちゃっている状態ではないかと思うんです。そうすると、手の運動についての予測がつかなくなるから、ものすごく新鮮に自分の手が動いている経験に出会い直しているんだろうと思うんです。

本田　はい、はい。

田中　「このように意図すると手はどう動くんだろう」ということが自分の中でうまく予見できないまま動かしているんだろうと思います。そこでさっきのペルフェッティさんの「運動イメージは言語なんだ」という言葉にこだわるとするなら、運動イメージの予期が働かない状態でまざまざと、まさにここで動いている手を見ている状態に患者さんはいるのだろうと思います。つまり言語は我々にとって、過去の経験に

第2部　対話：リハビリテーションの臨床と現象学の方法

遡って感覚の経験の仕方を整理すると同時に、未来に向かって私の運動についての予期をつけやすくさせているんだろうと思うんですね。予期ができないからこそ、じっと見ちゃうんでしょう、患者さんの場合は。手のひらを裏返せばどうなるか予期できるのであればわざわざ手を裏返したりしませんよね。そういう意味で、言語をもつことによって我々はこの後の自分がどう動いた時に「身体」がどういう状態になるのかということについての予測がものすごく精密にできているんじゃないかと思います。「運動イメージは言語である」という言葉はもしかしたらすごく含蓄の深い言葉なのかもしれません。運動イメージって、まさにこれから私の「身体」がどういうふうに変化しようとしているのかということについての豊かなイメージであり、同時にそれは、言語があることによって我々は豊かなイメージをもつことができるようになったということでもあるのかなという意味で。

本田　はい。なるほど。今のお話の中で特に「言語は我々にとって、過去の経験に遡って感覚の経験の仕方を整理すると同時に、未来に向かって私の運動についての予期をつけやすくさせている」という表現は、臨床そのままだと思いました。つまり僕を含めた多くのセラピストは患者さんに対して、患者さんが抱えている身体に関する問題を提示し、患者さんはその問いに対して、自身で過去の経験を想起し、今の知覚経験と比較し答えを出していく、言葉にしていくという訓練の手続きを踏みます。このようなプロセスが、求める行為につながる手続きだと思いますので。それから、例として出した方は左半球損傷で失語があり、右手はかろうじて動くけれどもそれは麻痺している手なので、そうすると「ミニマル・セルフ」の「主体感」までが揺らいでいる状態であるとも言えると。かろうじて動かせてはいるけれどもそれを自分のつぶやきと同期させて言葉にするところまでできていないと、そういうことですね。

田中　その通りです。

83

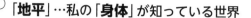「地平」…私の「身体」が知っている世界

本田　「ミニマル・セルフ」ないし「身体図式」に関係してくる問題として、もう一例とりあげたいのですが、この患者さんは右半球損傷で左片麻痺、左の半側空間無視の症状が軽度に残存している女性です。この方は歩く時に左にふらついてしまうので、歩く時はいつも旦那さんが、奥さんが倒れそうになったらすぐ支えられる場所として、奥さんの左真横よりも少し後方に付き添って奥さんがこけないように気をつけていらっしゃるんです。その方としては旦那さんがいてくれる空間は気づきにくい位置なので、歩いている時に奥さんが時々「ねえ、あなた、そこにいるの？」って声をかけるんです。そんなことをご家族から聞いていたので、半側空間無視も治療することを想定しながら左上肢の機能訓練をしていたんです。そうしてしばらくした時に旦那さんから「最近、妻があなたいるの？って聞く頻度が減ってきました。言わなくなってきた」と聞いたんですね。そこで本人さんに聞いてみたんです。「以前と比べて何か感じ方の変化があったのですか」と、そうすると、「確かに見えたという感じではないけど、なんとなく、そばにいる感じがわかって不安が減ったという感じに近いかもしれません」と。私はその時、うまく答えられなくて「なんか目で見るという感覚ではなくても、なにかこう…左側の気配のようなものを感じられるようになったのかもしれませんね」と返答したんです。その後、彼女は「でも、そういうふうになってきたから、自分で左側に振り向く練習を家で始めたんですけど、ちょっと困惑してます。たとえば振り返った左側の後ろの先にあるものが本当に見えたのか、あるいは自分の家で練習しているので、だいたいどこに何があるか記憶しているので、その記憶でそこに何があるか判断しているのではないか、見えているつもりになっているだけなのか、がわからなくなるんです。」とおっしゃるんです。僕はそこで彼女が自宅で実践した自主練習の状況を想定し訓練をすることにしました。具体的には、彼女にはプラットフォームという治療用ベッドに座ってもらい、旦那さんが普段付き添う空間的位置に物品をおいて、どんな物品が見えるかを答えてもらいました。そしてさらに苦手な左後方の空間へ物品をずらしていくような設定で

す。そうすると、以前と比べるとかなりの広い範囲を視覚的に認識できることが明らかになりました。それを知った彼女も自信をもちはじめ、彼女は「ああよかった。記憶ではなく現実が見えているんですね」と安心し、その日はリハビリを終了して帰りました。そして次第に、練習を続けているとだんだん見えているものがリアルなそのものであるという確信が以前より伴ってくるようになったと、そんな例なんです。…これも「身体図式」の改変、言い換えるなら、「自己身体（個体）空間」を介した適切な自己周辺空間への拡張がなされたと言えるのではないかということです。そうした自己身体空間の改善があって確信が強くなってきたから不安が減って、おとうさんいるの？とあまり聞かなくなったということだろうと。この場合、直接的に左腕の随意性が上がったわけではないのですが、結果的にこの左上肢を介して自分の「身体」の真ん中が出てきたということだろうと思うのです。そうした正中が出てきたことで自分の右側と左側が出てきて、その中心の自分が安定してくることで不安が減ってきたのだろうということです。「身体図式」ということで言ったら今のように見なくても気配として感じられる環境の中での自分の場所というものが安定してきたということなのではないかと。

田中　そうですね。身体図式という観点から考えるのがやはり適切でしょうね。身体図式は身体内部だけでなく、環境の中に身体を投錨することで機能していますから。

本田　はい。この例は、僕にとっては、最初はご自分の家の中のよく知っているものに囲まれた環境という記憶に助けられながら、また左側から聞こえる旦那さんの声がけにも助けられながら、その方の「身体」が動いている中で次第に自分の正中とその左右をリアルな空間として感じられるようになってきて、それに従って動くことの不安がなくなっていったという例ですが、ここで記憶と現実というのか、この方の「身体図式」がふたたび取り戻されてくるにつれて記憶と現実との間の境目で何かが動いていった、移行していったのではないかということが気になってきたわけです。記憶と現実の境目、あるいは夢と現実の境目と言ってもいいのかもしれませんが、それを僕たちはどういうふうに生きているのだろうということです。この例にあるリハビリ

テーションの場面でそれを作るというか、垣間見ることができたんですね。家の中では記憶が介入するので、先ほど説明したような治療場面でその人になじみのない物品をいろいろと左側の後ろに置いてそれを振り返って何があるのかと言ってもらうことを続けるというやり方でした。リハビリテーションでは敢えてそんな設定ができるわけですが、現実と夢との境目のことは障害の有無に限らず僕たちの生きている仕組みとしてどんなものなのだろうと思ったんです。わかりやすいのは「これは現実であって夢ではない」という確信は現象学ではどのような心の状態だと考えているのでしょう。そこから改めてリハビリテーションという場面での出来事の意味について考えてみたいと思うんです。

田中　そうですね…現象学には必ずしも「夢」に関して精緻な理論があるわけではありません。フッサール全集の中には夢に関する断片的な論考があるようなのですが、私もきちんと追えていません。ただ、デカルト的な発想と現象学の発想が違うことは確認できます。デカルトは「方法的懐疑」といって、疑いうる前提はすべて破棄して考えるわけですね。たとえば、我々の知覚は錯覚のように間違うことがあるから、知覚は哲学的思考のための十分な根拠にはならない。だから、今、私がここで知覚していて、「確かな現実」と考えているものも、夢のように不確かなものかもしれない。夢から醒めると夢の世界が消えてしまうのと同じように、現実だって夢のように一瞬後にはそこから醒めて目の前から消えてしまうような不確かなものかもしれない─デカルトはこのように考えるわけです。現実と夢の違いを一度消し去ってしまうような懐疑をデカルトは徹底するわけです。ただ、このように考えたとしても、現象学的には夢と現実との間に違いが残ります。というのも、我々は「現実」を経験している時には必ず「この現実は私が知覚しているだけではなくて他の人も知覚しているであろう」という確信をどこかに隠しもっているからです。夢は、それが一度醒めると「私だけが見ていたものだ」と誰もが感じます。しかし現実はそうではありませんね。何度目が醒めてもそこに戻ってくる場所であり、その場所は私以外の他者も同じように知覚している、だからこそ目が醒めて現実に戻ると感じることができる、そういう確信を私は持

86

ち合わせています。このような確信をもっているかもっていないかということが、現象学的にみた時に「夢」と「現実」とを分ける大きな違いになっています。私だけではなく他者もこの現実にアクセスしている、という間主観性についての確信というものが「夢」と「現実」とを分ける時の重大なポイントなんじゃないかと思います。

本田　それは「記憶」と「現実」についても同じようなものでしょうか。さっきの例は左半側空間無視の患者さんの「記憶」がからんでいる問題だったのですが、実は左半側空間無視のない患者さんについても似たようなことがあるんです。たとえば麻痺のある左の足裏の下に硬さの異なるスポンジを置いてそれが柔らかいものなのか硬いものなのかを識別するような訓練の中でも経験することなんですが、現実のスポンジの硬度の知覚というよりも「それは自分の頭の中で思っているこういう感じだ」というように思考する方がいらっしゃいます。「そう思いたいから思っている」というのか、それは妄想というものでもない、知的にクリアな方でもそんなことがあります。実際に今、まさに感じている感覚に基づいて硬いとか柔らかいと言っているのか自信がないと、そんなふうに言う方もいらっしゃいます。そんなことから、現実の感覚経験とそれ以前の少し前の記憶で生まれている揺らぎというか、治療で出会う人たちというのは脳が損傷してしまってそういった感覚経験と思考との間の乖離をもってしまうということがあるのだなと思うんです。実際に知覚しているものの姿がとっても混沌としていて、知覚そのものも自分の生きてきた経験に装飾されているということがあって、治療の中の患者さんの記述にはそういったものが常に混在しています。

田中　そうですね、もとのご質問が「記憶」と「現実」でしたから、夢の話は置いておくほうがよさそうですね。少し角度を変えて、「地平」という観点から考えてみましょうか。「地平」というのは、物の知覚の背景を取り巻く情報のことです。我々は単に見えている物の表面や聞こえてくる音の表面的な特徴だけを受け取っているのではなくて、もっと背景的な情報も受け取っています。たとえば、この本を本田さんに向けて立てますね。本田さんから見ればこれは長方形の表紙に見えるわけですが、本田さんはそれだけを見ているのではなくて、一定の厚み

があるんだろうとか、角度を変えると冊子の形状に見えるだろうとか、別の角度からの見え方を予期の中に織り込み済みで見ていますよね。

本田　はい。

田中　たとえばこの本をひっくり返すと背表紙がないとか、ここに表紙だけしかないといったことはまったく想定していないと思うんです。要は、暗黙の次元でそこに見えているものを取り巻いている背景的な要因まで我々は必ず予見しながら世界を知覚しているわけです。これは「身体性」と関わりがあります。ある角度から見たものだけを単に見ているのではなくて、横から見るとか、後ろから見るとか、斜めから見るとか、自分が「身体」を動かした時に見えるであろう対象の姿とセットで見ているんだと、こんなふうにフッサールは言うわけです。このように、予期とともに与えられている背景的情報を「地平」という概念で呼ぶんですが、要は自分の「身体」が動いた時に別の仕方で現れる対象の姿を我々は予見しながら見ているわけです。これは「見る」に限らず「聞く」でも同じことです。

本田　はい。

田中　たとえば先ほどの半側空間無視の方がちゃんと対象を知覚しているのかそうでないのかがあやふやになってしまうというは、僕にも少しだけわかるような気がして、半身の運動機能が劇的に落ちていると考えると、以前は全身が十分に動くという条件のもとで地平を予期しながら対象を見ることができていたのに、それが相当に難しくなっているんだと思うんですね。そうすると、何かある対象を見た時に、見えている面については「知覚している」という確信があるのだけど、身体を動かして対象とのアングルを変えた時の見え方については、地平がうまく成立しなくて、本当に知覚できているのか、記憶から得た情報に頼っているだけなのか、自分の中であやふやになっちゃうんじゃないかと思うんですね。対象のもっている「地平」の現れ方というのがおそらく卒中を経験される前の状態と大幅に書き換わっているんじゃないかということです。

本田　なるほど、もう少し、そのあたりはお聞きしたいのですが、その患者さんが、その本の正面を見ている時にはそうした知覚の問題が起こっ

てくるとしても、でも一方では患者さんには本という対象物には横とか裏があるという記憶が残っているとすれば、その記憶が本の横とか裏を補完するようなことは考えられないでしょうか。これはリハビリテーションでの治療の可能性として気になることなんですね。

田中　「記憶」という言葉の意味合いについて少しこだわったほうがいいかもしれません。「地平」には、記憶に由来する情報ももちろん含まれていると思いますが、それは「私と世界との関わり方」としての記憶であって、何か一個の対象についての記憶ではないと思うんです。単なるイメージのようなものとは区別するほうがいいんじゃないかなと思います。

本田　なるほど、本という対象物の概念だけの問題ではなく、私と世界との関わり方としての記憶…理解を深めるために、もう少し質問を…えっと、そこを敢えて分けているというのは、どういう誤解や混乱を避けるために意図していることなんでしょうか。

田中　それはなぜかと言うと、さっきの「地平」というのはまさに我々の「身体」の可動性に関わるからです。可動性が落ちると世界が表面的に見えてくるということと相関しているわけです。私の「身体」が動きうるものであれば、仮に今、動かないでここから世界を見ているとしても、動いたとしたらこんなふうに見えが変わるということを「身体」の側で予見させてくれているわけです。それはどこか頭の中にしまいこまれている「記憶」ではなくて、この「身体」が世界の中を動き回ることで実際に見えたり聞こえたりしてきた景色だったり対象だったりするものとの相関で蓄積されてきたものだと思うので、そこを「記憶」という言葉にしないほうがいいと思います。「記憶」って言うとどうしても頭の中に蓄積されている「物のイメージ」のことを指しているように思いますからね。そこの区別はしたほうがいいと思います。

本田　なるほど…これは今の僕には宿題としてこれからも考え続けるべき深いことだと思います。でも今のことって、実は「記憶」なのか「現実」なのかという問題ではなくて、正面から言えば「身体図式」の障害と治療の問題だろうと素直に思いました。田中さんはご著書『自己と他者』の中で「目」つまり「見る」ということには特別の意味合いがあ

ると書かれているじゃないですか。

田中　はい。

本田　僕なりに思うのは、それは他者からの見返しの中で作られていくという意味だと思いました。つまりご著書『自己と他者』からヒントをいただけたのですが、それは僕が左半側空間無視の患者さんの治療のために考えていた時に活かすことができたと思っているんです。その患者さんがいつも狭い通路を壁にぶつからないで抜けられるか抜けられないかという問題を解決するためには、彼女の行為に伴う「身体図式」が周囲の環境に向かってさまざまな行為の可能性を投射して、環境から返ってきた反響を知覚し、受け止めて、その中から最善のものを選んでいくという形で自分の「身体図式」を変えていくような治療が必要なんだというように自分の治療方針を整理することができました。そこで浮かび上がってきたことが、彼女の身体図式の左側の「身体」が非常に狭小化しているがゆえに、壁のある左側に対する自分の「身体」の動き方が現実の通路という環境にうまく噛み合っていないという問題が生じていると仮説を立てました。つまり、患者さん本人は狭い通路を通り抜ける自分を後ろから背中を通して見ることはできないわけで、その人間がもっている「身体」の幅とそれが通り抜ける通路のような環境との関係は、他者の「身体」と環境との関係をみる中でその関係の仕方が自分の「身体図式」に取り込まれてきたということです。これは田中さんが本で書いている「見る」ということのもつ特別な意味合いとは関係があるのではないかと思いながら読んでいたんですが…

田中　関係あると思いますよ。ただ…「他者の目の話」というのはどちらかと言うと「身体像」つまり「身体イメージ」が発達していく過程でできていく、その過程に関わっていて、そして今のお話の半側空間無視がある方が左側の肩をぶつけてしまう話というのはどっちかと言うと「身体図式」の再編に関わっているということだと思います。ですから「身体像」と「身体図式」は深く関連してはいますが概念上は一応区別しておいたほうがいいと思います。とはいえ、さっきの話からつながっているポイントをもう一回引き出してくるとですね、我々はここに動くからだがあることで、このからだをいろんなやり方で動かす

ことで世界を分節して見ているわけですね。身体から周囲を見回した時に、どこに何があるかというようにものの配置を分節して見ている。それは…無意識から分節されて意識に上がってくるそのあり方、井筒先生の言い方で言えば「言語アラヤ識」というものになりそうですが、そのプロセスを我々の「身体図式」が担っているわけですね。…この世界の奥行きみたいなものも、動きのない「身体」にはけっして認識できないわけです。奥行きというのは、物の配列に伴う遠近感のことを指しているわけですが、これをなぜ我々が認識できるかというと、動くことによって対象に近づくとか遠ざかるということをこの「身体」でできるからこそ、この世界に奥行きという次元があるということを実感できるわけです。動きのない「身体」はそれを感じられないわけですよ。

本田 それはあれですか…二つの眼球があることによって立体視ができるというような視覚の生理学的な機序ということではなくて…

田中 ええ、そうです。全身運動と眼球運動を別物として考える必要はありません。両眼の視差が奥行きを生むということは生理学的には間違いはないのですが、でも、その場合でも眼球の動きがあって、眼球の動きに伴って両眼の視差が一定のパターンをもって視覚世界を構成していることがわかる時に、それが「奥行き」として理解されるということなんです。

本田 はい。

田中 この眼球そのものに動きがなければおそらく我々は世界を奥行きのあるものとしては認識できないわけです。もっと言うと、微小運動まで含めて眼球に一切の動きがなかったとすると、おそらく世界は「見えない」わけです。具体的に想像するのは難しいですが、身体に動きがなく、眼球にも動きがなかったとすると、「見える」という知覚経験を成立させるような差異や感覚の流動が何もなくなってしまうわけですから、「何かが見える」とは感じられないでしょうね。それを踏まえてさっきの話に戻しますと、実際にものが見えているのか、それとも記憶の中のものを見ているのかが判然としないというのは、おそらくその人の運動機能の変化と深い関わりがあるんだろうと思います。左半身が動きを失った状態なんだとすると、無視の症状がなかったとして

も向かって左側の空間に対する感受性がベースラインで決定的に落ちてしまうんだと思うんです。そうすると、左側にもし対象が見えたとしても、奥行きの地平に由来する情報が欠けているので、その対象が立体的に見えるということが相当に難しくなるんだろうと思います。ですので、記憶を頼りに立体視を補うような認知がトップダウンに生じているとするなら、記憶の中のイメージを見ているのか実在する対象を見ているのか、確信がわかなくなったとしてもぜんぜん不思議ではないと思います。…で、こだわるようなんですが、さっきの記憶の話も、全身でダイナミックに堆積されている、その履歴にあたるようなものと、我々が頭の中で振り返ることができる光景みたいなものとは、どこかでつながっているところはあるにしても質的には違うという気がするんですね。心理学では「手続き的記憶」と「エピソード記憶」という分け方をするんですが、「手続き的記憶」というのはいわゆる「からだで覚えている」ことで、歩き方や泳ぎ方のような身体運動の手続きを指します。もちろん、二つは深いところではつながっているんでしょうが、いわゆる一般的なレベルの「記憶」と身体レベルの「記憶」とは次元の違うところにあると思います。

本田　ふーん…自分ではわかっていると言いたいところなんですが…

田中　いや僕も手探りで患者さんの状態を理解しようと試みているだけですから、ぜんぜんわかっていないのかもしれません。議論がだんだん言語化できないところに入ってきているような感じもしますね。

本田　そうなんでしょうね。たぶんこの対話を原稿にして読み直すと、いろいろと質問が出てきたり、むしろこう言えばいいのかなというようなところも出てくるんでしょうね。

田中　そうなんでしょうね。

「エナクティビズム」…行為が生み出す世界

本田　とにかく前に進みましょう。…僕たちはペルフェッティ先生がおっしゃることを通していろんなことを学んできたわけです。僕はもう20年近くそんなことをやってきて、それでもまだまだわからないことのほうが多い状態です。で、ペルフェッティ先生は僕たちによくウ

第2部　対話：リハビリテーションの臨床と現象学の方法

ンベルト・マトゥラーナとフランシスコ・ヴァレラのオートポイエーシスとか、あるいはヴァレラの神経現象学を学べとおっしゃっていたんです。あるいは田中さんのブログや本の中にもジェームズ・ギブソンのアフォーダンスとか生態学的アプローチという言葉がよく出てきますね。実は僕はこうしたいろいろな考え方について十分に勉強してはこなかったのですね。たぶんそれぞれの言わんとするところには何か共通するものがあるようにも感じていますが、この機会に田中さんにこうしたアプローチのニュアンスの違いのようなものについて教えてもらいたいと思っているんです。で、これは贅沢かもしれませんが、その説明もできればリハビリテーションに近づけた感じでやっていただければ嬉しいんですね（笑）

田中　（笑）ああ、わかりました…そうですね、今挙げていただいた理論にざっくりと共通する理論的立場を取り出しますと「エナクティビズム（enactivism）」になると思います。この言葉の中には「action」という言葉が入っているんですね。で、「en」というのは動詞化するための接頭辞で、「アクションによって我々の認知が実現している」という意味合いになります。アクションというのは「行為」ですね。我々がもっている動きの可能性が我々の認知の世界を形作っているという考え方を総称して「エナクティビズム」と呼んでいます。この「エナクティビズム」はもともと生物学の領域で始まったもので、生物のミクロな自律的振る舞いに焦点を当てるものでした。マトゥラーナやヴァレラのある時期までの仕事も生物学的なエナクティビズムに含まれます。いわゆる「オートポイエーシス」の議論もここに含まれます。2000年頃になると、これが身体的な行為と知覚の相関とか、知覚—行為循環といったよりマクロなレベルで展開されるようになります。「感覚運動エナクティビズム」と呼ばれることもあります。メルロ＝ポンティの知覚論は現代的に見るとこの枠組みに入りますし、現代では哲学者のアルヴァ・ノエとケヴィン・オリガンの仕事がよく知られています。これをさらに環境との関係まで拡大して、環境の知覚やアフォーダンスと行為との関係で読み解く場合にはギブソンの生態学的アプローチもエナクティビズムの源流として位置づけられることになります。「エナクティビズム」という観点で括るとこうしたものが

93

すべて一つの傘の下に入ってくるという感じですね。そういうことで言えば、ペルフェッティさんの著作もマトゥラーナやヴァレラの影響をすごく受けていて、広い意味でエナクティブ・アプローチの臨床版という感じがしますね。今言った通り、「エナクティビズム」の重要な発想というのは我々の「行為」に着目するということにあります。リハビリテーションにおいても同じで、患者さんの「知覚」とか「意識」に入っていく前に、それが「行為」によってどういうふうに形作られているのかというところに目を向けるわけです。ですから一番最初に大事なことは、患者さんがその「身体」によって何ができているのか、何ができていないのか、ということをできるだけ正確に把握するということになるでしょう。それを見極めるためには、もちろん生理学的な知識や解剖学的な知識も大事になるし、その一方でその人の履歴を知るということも大事になるわけです。この話になると最初の話にありました「ケルパー」と「ライプ」の話に戻ってくることができますね。「エナクティビズム」をリハビリテーションで実践するということは、行為のレベルで患者さんにできることとできないことを可能な限りその患者さんに寄り添って見極めていくということですが、それを「ケルパー」と「ライプ」の両方の観点からやっていくということが、最初の出発点として大事なことだろうと思います。

本田　なるほど。だいぶわかってきた気がします。

田中　逆に、その部分がちゃんとしていれば、そこからヴァレラたちにつながっていっても、ギブソンやメルロ＝ポンティにつながっていっても大きくはぶれないというか、変に「知」に惑わされなくて済むんじゃないかなと思います。

本田　今教えていただいたところって、たぶん第1部の「はじめに」で触れていただいた「身体性」の説明に重なっていくように思います。

田中　その通りですね。

「身体」と「言語」と、その「間」

本田　「行為」の可能性という大事なところがまだまだ僕は臨床でも十分に見ていないところがあり、どうしても目の前の身体の構造や機能面に

関しての「身体性」にばかりたくさん時間を割いてきたところもあると反省しています。つまり行為の可能性といった時に「しようと思えばできる」というおそらく自己効力感という意味が内包されていて、それはこれまでの学習経験の結果だと思うわけです。「しようと思えばできる」というのは、一言で言うと行為の予期、予測だと思いますが、この行為の予期あるいは予測は「しようと思った時には、身体はすでにそのように動いている」というような自動性としての行為が成り立っているからこそ、この予期が立ち上がるのだと思うのです。そういう「身体性」を有しているのだと。何が言いたいかと言いますと、私たちセラピストの多くは、このようなことを十分に考えてリハビリをしてこなかったということです。こうしたことの延長になると思いますが、通常の経験の流れの中にあり、通常は意識に上らない領域、自動化されている領域として「ミニマル・セルフ」を捉えますと、多くの患者さんはその「ミニマル・セルフ」の領域でいろいろな病理のために問題が生じているうえに、多くの場合、患者さん自身がそれに気づけていないという問題があると、僕はリハビリテーションの臨床の性質をそのように理解しました。それはどういうことかと言いますと、僕たちセラピストの役割はそうした患者さんの「前反省」的な領域からなんとか彼ら自身の「反省」を引き出していくことであろうと思います。この「反省」という言葉を現象学から拝借して僕らは自分の仕事の役割を自覚することができるのではないかと思うのです。

田中　ええ、そう思います。今の話にちょっと付け足していいですか。

本田　ええ、もちろんお願いします。

田中　今日、対話しながら気がついたことがあったので、話しておきますね。その「反省」ということですが、患者さんは自然に「反省」が働き始めることは少なくて、単に身体や行為に漠然とした違和感を感じている状態や、単に行為できない状態にとどまっている場合が多いと思うんですね。そういう場面で、最初の「反省」をもたらすような触媒になれるのがセラピストなんだと思うんです。それは患者さんの「身体」に寄り添って、患者さんの「身体」を間近で知覚した時に、セラピストの「身体」の側に湧き上がるなんらかの感じというものが、

最初に患者さんに声がけする際に重要なヒントをもたらしているということなんだと思うんです。もしもそうした間身体的な関係が患者さんとセラピストの間に働いているとすると、患者さんの一挙手一投足を見ながら、セラピストは「私の身体」の中にリアルタイムに、刻々と湧き上がってくる感じを手がかりにして、患者さんに返すべきフィードバックを見つけていくという作業が重要になると思います。「間身体性」は、セラピストと患者さんの二つの「身体図式」が出会う場面で立ち上がってくる関係性です。リハビリテーションに関しての豊富な知識があるということはすごく大事だし、患者さんの状態について知識をもとにいろいろと推論できるということもすごく大事だけれども、患者さん一人一人の「身体図式」に触発されて自分の中で起こる感じというものを的確な言葉にできるかできないかということは、僕はセラピストの仕事としてすごく重要なことじゃないかと思うんですね。でしゃばった言い方をするようですが。

本田　今の話…これはもちろん「そこからは自分で考えろ」というようなことだと思いますが、僕は読者を代表しているような気持ちになって、敢えてお聞きするんですが、そういう推論の手前で患者さんと対峙した瞬間に何か感じとった時、その「何か」とはどういうものか自分で考えるという作業を、どうやったら若いセラピストたちができるようになるのかと、そこって簡単じゃないんだろうな…感性ということで終わらせてしまってはいけないと思うし、教育できるようなものとすればどのようなものなのかとも思うし…確か、第1部で「前反省的なものから、取り出せないようなものを取り出すように探究してきたのが現象学である」というように書かれていたと思うんですが…

田中　そうですね、はい。

本田　まさにそういう手続きというか、一見不可能と思われている前反省的な領域にあるものをどうやって察知して反省的な領域に引き上げることができてきたのかという、そうした現象学での知識がもしあれば、それをセラピストにも伝えることができるのではないかと思うんですね。

田中　そうですね…一番最初の手がかりは、やはりちょっとした感じ方の変化ということではないかと思います。臨床の現場に行くと、たぶん患

者さん一人一人に個性があるだろうと思うんです。教科書に書かれている平均的な患者像が頭に入っていないともちろん話にならないわけですが、そうした平均的な患者像と、目の前の患者さんとの差分が、セラピストの側で一種の違和感や、不思議な感じや、好奇心を生み出すことがあると思います。また、それが引き金になって「この患者さんはこういう介入をするとうまくいきそうだ」とか「教科書通りの介入をするとダメになるかもしれない」といった予感を呼び起こすこともあるのではないでしょうか。こういった、現場での一瞬の出会いの中に含まれている「感じ」を的確に言語にできるかどうかということがすごく大事なポイントだろうと思います。…本田さんからいただいた臨床の映像を見て僕が驚いたのは、これって本田さんの本『豚足に憑依された腕』のままじゃん（笑）ということでした。これは僕にとってはけっこうな衝撃で、というのも、患者さんの身体に出会った時の「感じ」をまさに言葉にしているんだな、とわかったからです。現場で起きていることと差し引きゼロのところで言葉にできているという感じを受けたんですね。「差し引きゼロ」というのは、自分の「身体」で生きている、気づいている患者さんの「感じ」をありのままに言葉にできているということです。実は、表現力の豊かな人ってこういう場面で言葉のほうが勝っちゃうんですよね。言葉が現実に勝ってしまって、本当はその場で起きていないことを言葉にしちゃう（笑）…

本田 （笑）

田中 でも逆に、言葉が行き届かないと、自分の「身体」で起きていることを言語化できないで、体験だけがそのままスーッと流れすぎてしまって「反省」に届かない。単に生きられて終わっちゃうわけですよね。その「間（あわい）」ということになると思うんですよ。言語化する能力が高すぎると嘘になっちゃうし、逆に自分の中で起こったちょっとした「感じ」のまま通り過ぎてしまうと「反省」にならない、言葉にできるかできないかというその「間」にセラピストが立てるかどうかということになると思うんですけど、それって簡単に教科書に書けないものですよね。ですから、それこそ「現場」で実際に行うスーパービジョンのようなものになるんだろうなと思います。経験が豊富なセ

ラピストが「現場」で若い人の臨床に立ち会うという形ですね。

「セラピストの言語」というスキル

本田　うーん、なるほど…「間（あわい）」という言葉も出てきましたね。この意味もじっくり考えてみたい言葉ですので、持ち帰りたいと思いますね。さて…それからこの対話を始める前に田中さんが僕の本『豚足に憑依された腕』に書いてあることと本の中で登場する症例さんの実際の介入場面のビデオで僕が患者さんに対してやっていることはそのまんまなんだけど、でも唯一、本になかったものをビデオで見つけたと、それは僕の「顔」のことだとおっしゃっていましたが、もう一度、その「顔」について話してもらえますか。正直、それってどういう意味なのかぜんぜんわからなくて…

田中　もうちょっと丁寧に言葉にしてみますね。僕がビデオを見て感心したのは、著作で本田さんが書かれていることがそのまんま映像として見えているなぁという印象をもったからです。本で読んだことがそのまま映像にスーパーインポーズされて見えているという感じですね。それはおそらく本田さんの言葉の感受性というものがとても鋭くて、現場の患者さんを的確に捉えているからだろうと思うんです。ただ、僕が一個だけ、「ああ、これは本で読んでないな」と思ったのが一人一人の患者さんの顔だったんです。顔から受ける一人一人の強烈な印象だった。おそらく、患者さんの症状の記述に徹しているのであれば、症状の詳細を言葉にしていくことが重要であって、患者さんが誰であるかということは問題にならないじゃないですか。患者さんの顔に表出しているような個性をわざわざセラピストが理学療法や作業療法のテキストに書かなくてもいいんだろうと思うんです。僕が映像を見てハッとしたのは、顔というのは、記述的な言語に簡単に落ちてこないような、その人が背負っている人生や、その人が生きてきた歴史を一番凝縮して表出している場所なんだということだったんですね。で、顔のもっている意味ってなんだろうと、僕は第1部を書いている時にずっと思っていて、本田さんの映像を見た時にハッと気づくものがあって、まだ正直言って十分に言語化できていないんですけど、それ

はおそらくさっき、本田さんが「堆積」という言葉でひっかかっていたものに関わってくるんだと思うんです。平凡な言い方をすると生きざまが顔に表れるということなんでしょうが、その人が辿ってきた人生の履歴のようなものが顔に凝縮して表出しているということなんでしょうね。単純にその症状を記述する時には書かなくてもいいようなものだけど、患者さんと向き合う時にセラピストが気づいているほうがいいような何かが現れている場所が顔なんだろうと思いました。

本田　たとえば顔面神経麻痺の治療になると顔が治療の前面に出てきますね。今関わっている方でコロナのせいで今はみんながマスクしていてよかったっておっしゃる患者さんがいて、その方は家でも、親の前でもマスクが外せないくらい顔面の麻痺がひどいと感じています。発症前はすごくアクティブな方だったそうですが、今はもう引きこもりに近い状態だそうです。その方とは今後、リハビリテーションで関われそうなので、今聞いた話はよく考えてみようと思いました。

田中　そうですね。こうした話は直接リハビリテーションに利用できるようなことなのかと言えば、それはちょっと違うような気もするんです。顔に表出しているものに注目しすぎると、症状の理解がかえって貧しくなっちゃうような気がするんですね。ですから症状をみる時の背景だということを踏まえておくべきかなと思います。その人の表情を時々思い浮かべてというような感じかな…その人の表情の変化を捉えて次の治療について考えていくという感じでしょうか。

本田　ええ、その通りですね。ちょっと誤解して受け止めていました。

田中　それでですね、さっきの「セラピストにどう伝えればいいか」という質問についてなんですが、僕は本田さんがご自身の優れた言語感覚をどういうふうに獲得したのかご自分で振り返ってみて、それを伝えたらいいんじゃないかなと思うんですね。

本田　それは僕が自分の言葉を自己内対話して、どうしてそれができたのかを言語化しろということですね（笑）

田中　そうそう、貴重なスキルを本田さんはお持ちなんですよ（笑）

本田　それは相当に難しいですね（笑）

田中　でもそれって言葉をどう臨床の記述に使えるのかということですし、若い世代にそれを伝えていこうとするなら、避けては通れない道だと

思いますよ。

本田　はい、それがわかっているんで難しいなと…僕が臨床でやっている姿勢として言えることは、患者さんが言っていることは全面的に信じる、でもそれはすべて鵜呑みにしないということなんですね。語ることは本人の世界なので何人たりとも嘘とは言えないです。だからそれを前提にして僕が知りうる学問のすべてを駆使してその言葉の意味を理解しようと思うのです。でもそれでもわからないことが必ずあるからそれを素通りするのではなくて、刑事のようにこの言葉の裏をとりながら解釈していく、とまあ、この繰り返しなんですよね。そんな地道な作業なんですね。僕はもともと論理的に物事を考えられる人間ではなくて、直感的、ひらめきを優先して動くことのほうが多かったので、それを埋めるために学術的なことを熱心に読んできたということがあります。患者が言っていることを理解するために「A」という学問を使い、それでわからない場合は「B」を使い…といったようにですね。そうやっているうちに手元にはA、B、C、Dと参考にするものが増えてきたということなんです。

田中　それはこういうことでしょうか。患者さん自身が体験している世界をどう理解できるのか、という課題が中心にあって、そこに迫るうえで患者さん自身が語ってくれた言葉が一番大事な手がかりであると。でもそれだけでは十分ではないので、自分のもっている知識の道具だてを順番にすべて試してみると。

本田　そうなんだと思っているんです。

田中　本田さんのそういう態度は、臨床的な活動にとっては分野を超えてすごく重要なことなんだと思うんですけど、あんまり認識されていないように思いますね。たとえば私たちが医者の診察を受ける時に感じる一番の不満ってまさにそこにあるんだと思うんです。こちらの語りに十分に耳を傾けないで、症状に「病名」というレッテルだけ貼ったら終わりって感じ…（笑）

本田　（笑）うーん…確かに…それありますね。こっちはしんどくて行ってるのにこちらの言葉は、サラッと流されてしまう感じで、「また明日来なさい」って感じ…いやいや、今、何とかしてほしいんだけどって感じ…（笑）

100

第2部　対話：リハビリテーションの臨床と現象学の方法

田中　そうそう…（笑）

「生きられた」という言葉の現象学における意味

本田　このあたりでちょっと一休みしようと思いますが…その前にさっきの
「生きた経験」と「生きられた経験」のニュアンスの違いっていうとこ
ろを聞いてもいいですか。田中さんの著書『自己と他者』の中に「あ
らゆる経験が気づきとともに経験されていることを指して現象学では
それをしばしば"生きられた経験"と呼ぶ」というくだりがあるんで
すが、それを読んだ時は僕も「ああそうだな」って思ったんですが、
よくよく考えていると、なぜ現象学ではそう呼ぶのかというその理由
が自分ではわかっていないなと思ったんです。今日の対話の初めにし
ていただいたドイツ語の「ケルパー」と「ライプ」という言葉のニュ
アンスの違いがその理由なんだろうとは思うのですが、まだ少し漠然
としていて…「生きた」と「生きられた」あるいは「生かされた」と
いう言葉のニュアンスの違いは、実はとても大事なところだと思うの
でもう少し粘ってみるべきだなと思ったんです。生きているというそ
の生命活動に自分が能動的に関わっているということを言うなら「生
きた」で別にいいのではないかとも思うのですが…

田中　そうですね。

本田　…それを敢えて「生きられた」という言葉にするというその理由につ
いてですね。

田中　そうですね。なぜ「生きられた」という言い方が重要かと言うと、
我々は本当はすべての経験を主体的に生きているはずにもかかわらず
そこに注意が向いていないことがしばしばあったり、習慣的な行為を
ただ漫然と繰り返すような仕方で通り過ぎていってしまっていること
が多いですよね。気がついた時にはすでにそれは流れ去ってしまって
いる…という特徴を指して「生きられた」という表現をしているんで
すね。これまで話してきたような「反省」の以前に行為が先立ってし
まっているという事態をつかむための言葉ということですね。もう
ちょっと距離をとって表現するのであれば、もちろん「生きた経験」
という表現でもいいと思います。ただ、まさに私が主体として経験と

IOI

どのような関わり方をしていたのかという点を強調すると、「反省」以前に流れ去ってしまうような経験のあり方を敢えて言語化して、現象学では「生き"られた"」という言い方になるんです。

本田　なるほど…そこでたぶんリハビリテーションの臨床で着眼すべきところとリンクする意味が出てくるんだろうなと思いました。改めて現象学の見方とリハビリテーションとのつながりはとても強いんだなぁと思いました。すごくしっくりくる…

田中　ええ、そう言っていただければ僕も嬉しいです。

「他者の身体」との関わりが「私の身体」を生み出す

本田　もう一つ気になっていることについて質問させていただくと、それは発話の「主我」と「客我」の二重性についてです。これは「反省」が成立する条件のようなこととしてあったと思いますが、それはたとえば僕が今、田中さんと話していて言い間違いをした時に、すぐに「あっ！」って気づいてそれを正しく言い直すことができるような二重性と、田中さんが先ほどあげられた触れる手と触れられる手の関係といったものと同じだということですね。それでは違う面は何もないのかと考えた時に、対話の場合は他者という相手がいるということ、一方、触れる・触れられる手というものはそこに他者が介在していない、いわば自己内の経験だと思うんです。ということはこの他者との対話と自己内の対話とは構造としては同じように見えて異なるものじゃないかと考えたんです。でも同じじゃないことを田中さんが同じだと言うはずはないと思い直して（笑）…

田中　（笑）

本田　そこでもう少しよく考えてみましたが、実際に今やりながら話をしてみます。触れる・触れられる手の場合はですね、まず「私の」右手の手のひら（掌）が「私の」左手の手の甲を触れているという意識が立ち上がります。そして何かの拍子で主体と客体が入れ替わる時もありますが、今は意図的に入れ替えてみます。すると、今度は「私の」左手の甲が「私の」右の手の掌を触れているという意識が立ち上がります。けっしてどちらかの手が「他人の」手にはなりません。どちらも

「私の」手であることが揺らぎません。ではそれはなぜかと言えば「二重性」に違いないのですが、もう少し付け加えるなら、それは接触を介した「ぬくもり」と呼んでいいような感覚が、それぞれの手を介して前反省的に、予測的なものとしての「ここ」にと、そして「今もなお」としての知覚が並列的にあるのではないかと。言い換えるとこれは、実際の行為における「空間性」と「時間性」に関する予測があるからなのではないかと。端的に言うなら右手で左手に触れたらこんな感じがするだろうなという結果の予測も顕在化されていないが働いていると。発話の言い誤りも同様に、こういうことを話そうという意図に沿って実際に話したとしたら、こんなふうに自分の声が聞こえてくるだろうなという結果に対する予測が関係していると…こういうふうに比較しながら考えてみたのです。このように考えるとそれは主体である「私」の意識の中では、常に未来に向けての予期が働いている、そういうことなんだと、そう考えたら、要するにこれは「私」にとっては同じことなのかと思い直したんですね。

田中　そうですね。モダリティによって生じる経験に幅があるとは思うのですが、他者との関係を通じていちど「客我」が成立してしまうと、どのモダリティであっても「主我」が「客我」に折り返し、自己の身体の内部で二重性が生じるところにポイントがあると考えています。本田さんも指摘された通り、触覚の場合は個体内に閉じた二重性が成立しやすいモダリティで、聴覚だと基本的には会話になるので他者の存在が前提になりますが、さらに言うと、視覚では他者との関係がもっと強く必要になります。こうしたことを全体的なスペクトラムで見ておく必要があると思うんですね。なぜかと言うと、発達的にみて、もともと他者との関わりがなければ、自分の「身体」を客体として捉えるきっかけが与えられないようにみえるからです。もともと誰かに触れられた経験があるからこそ、「私の身体」は触れうるものであるということへの反省が起こり、そこから自分の「身体」に意識的に触れるということが起きているのだと思うんです。新生児の状態で自分の身体に触れることはあっても、それは無意識に触れているだけであって、「客体」や「対象」として関心をもって意識的に触れているわけではありません。他者に触れられることで初めて自分の身体の「客体」

としての性質に気づき、改めて「私が私に触れる」という経験が生じています。視覚のモダリティの場合、全身（特に自分の顔）を自分の目で見ることはできないのですが、他者の視線を経験することで、自己の身体は他者によって見られうるものである、見られうる客体であるということを他者との関係の中で動機づけられるわけですよね。聴覚の場合には、他者との声のやりとりを通じて同じことが起きていると思います。いずれにしても、他者によって自己の身体が見られる、触れられる、聞かれる、といった経験を通じて、自己の身体が「客体」であることに気づくプロセスがあって、その後で、自分が自分に触れる、自分で自分の声を聞く、自分で自分の身体を見る、という「主我」と「客我」の二重性が成立していると考えています。こうした説明はちょっと言葉が先行してわかりにくいと思いますので、これに関連する過去の研究例を話しますと、霊長類の研究者でゴードン・ギャラップという人が半世紀前に興味深い実験を行っています。群れから切り離して飼育したチンパンジーに鏡の中の自分が認知できるようになるかどうか試しているんですが、──ちなみにチンパンジーは一定年齢以上になると鏡の中の自分を認知できます──うまくいかなかったんですね。群れから切り離された個体は、そもそも見る・見られるという個体間の相互作用の経験がない状態で育ちますので、自分の「身体」が他者によって見られうるものであると経験できる場面が欠けているわけです。だから鏡の中に映った自分の「身体」が自分のものであるという認識がもてなくなったということです。

本田　なるほど…そうなんですね。

田中　そう考えると、先ほどの触覚の話に戻りますが、触覚は一見すると自分の「身体」の中だけに閉じて、感じる・感じられるをクルクルと折り返しているように見えますが、そこには他者との関係で成立した「触れられるもの」としての私の身体がすでに織り込まれているわけです。他の人に触れられた時に気づいた独特の感じがあるから、改めて自分で触れ直して確かめる、というのが幼児にとっての最初の二重感覚の経験になるんだと思うんです。そういう意味で、モダリティによってどこまで個体的で、どこまで他者依存的かという違いはあるんだけど、連続したスペクトルで見ておくということは重要だなと思っ

第2部　対話：リハビリテーションの臨床と現象学の方法

　　　ているんです。

本田　はい…そうですね、よく自他の認識に繋がる行為の例として、乳幼児
　　　が自分の指をしゃぶるという行為とおしゃぶりをしゃぶるという行為
　　　がわかりやすく、それが浮かんでしまったのですが、確かに、もっと
　　　その前に、母親や他者に抱かれるという経験もしていますしね。なる
　　　ほどです。ところで…さっきの…現象学でいう前反省的な部分を反省
　　　するという手続きは一見不可能に見えるけれどもそれはできるのだと
　　　いう話があって、それができるようになるためにはセラピストにはど
　　　ういうトレーニングが必要なのかという話を僕から投げかけたわけで
　　　すが、それはつまり、リハビリテーションの中では「話す」というこ
　　　とは失語で自分の言い誤りに気づけない人や、あるいは失行があって
　　　行為そのもののエラーに気づけない人がたくさんいらっしゃるわけ
　　　で、そういう人たちの気づきを促すためには僕たちは何をどのように
　　　すればいいのかということが常に悩みとしてあるものですから、あの
　　　ような投げかけになったわけです。

田中　なるほど、そうですね。

「開かれた身体」ということの現象学的意味

本田　そこで田中さんの考えをお聞きしたいのですが、たとえば現象学を学
　　　び始めた人に対して田中さんはそうした初学者が「気づき」の力を得
　　　るためにどのような教え方をするのかな…ということなんです。

田中　うーん、どうでしょうね…「気づき」そのものについての話になるの
　　　ですが、健常者を相手に想定すると、基本的には「言葉」なんだと思
　　　います。先ほども少し議論になりましたが、前反省的なものに過不足
　　　なくぴったり当てはまる言葉というものは、やはりあるんだと思うん
　　　です。それを言い当てることができる時というのは、まさに前反省的
　　　に生きられている経験を的確に反省的な次元に連れてくることができ
　　　ていると思うんです。ただ、言葉にできるかどうかということを考え
　　　ると…もともと「反省」というのは行為に失敗することをトリガーに
　　　して起きる経験なので、そう考えると失敗というところまでいかなく
　　　ても自分の行為や経験にある種の違和感をもてるかどうかというのが

105

最初のトリガーになると思いますね。経験の中に含まれている微小な違和感を言葉にできるかどうかということだと思うんです。高次脳機能障害がある方にとってすごく難しいと思うのは、そうした人たちはそもそも違和感をもつことそれ自体が難しいという問題があるからです。「注意の障害」といった言い方がされているんだと思いますが、経験に対する注意というトリガーが生じないとすると、反省すること自体がきわめて難しくなってしまうと思います。

本田　臨床に即して言えば、僕たちは臨床で患者さんに「身体」に関する問いかけ、つまり問題を提示して、それに応えるために患者さんに感じてもらい、思考してもらい、記述してもらうということをやるわけです。「知覚を記述する」ことが現象学の性格としてあるのだとすれば、僕らセラピストはそれを訓練としてやろうとしているのだと思います。その経験から言いますと、違和感そのものをつくれない、まだそこまで行けていないレベルの人からすれば「なぜそんなことを聞くのか？」という素朴な疑問をもつ人もいるわけです。そういう時に、さっきのイメージとか言葉の話につながってくるんですが、たとえば片麻痺の患者さんに対して「健側の、いいほうの手をこうして机の上に置いて目を閉じて下さい」と依頼し、そして「今、あなたのその手がある場所、手の向き、皮膚の色も目を閉じていてもわかるでしょと、浮かぶでしょ」と、そうすると患者さんは当たり前に「わかりますよ、浮かびますよ」と、で次に、ではその手を僕たちがいろいろ動かす、裏返したり動かしたりしてそれが「わかりますか」と聞いても、それは当たり前に「わかりますよ、ちゃんとどんなものが映像も頭に浮かんでますよ」と答えてくれるわけです。で、そのうえで「じゃあ、今度は患側、麻痺しているほうの手で同じことをやってみますよ」とこちらが言った瞬間に「アッ」となる瞬間があるんですよね。

田中　ああ、なるほど…、たいへん興味深いですね。

本田　これが、僕が井筒さんから学んだと思っていること、つまり言葉がイメージを喚起するということなんです。言葉にはそんな力があるということです。それを言った瞬間に患者さんが「アッ」となるということは、健常のほうの手でも当たり前すぎて考えたこともなかったし、

それを問われたら簡単に答えられるし、映像も浮かぶし、語ることもできるんだということを知るわけですが、一方で「ではあなたの麻痺した手はどうですか？」と問うと、おのずと立ち上がるはずの手のイメージが喚起されない事態に直面するのです。つまり脳を損傷した側の麻痺した手に関しては、健常の側のような身体のイメージは言葉によって喚起されない、頭の中に浮かばないわけです。そこでの「えっ」ということから始めて「いいほうの手と比べて霧がかかったようになっている」とか「色が薄い」とか、いろんなことを患者さんは言うわけです。で、そこがきっかけとなって治療が始められるという瞬間があるわけですね。それがたぶん患者さんにとっかかりとしてやれることのひとつですね。

田中　今、お話をうかがっていて気づいたことがあります。私の言葉遣いが的確かどうかよくわからないですが…患者さんに「うまく失敗してもらう」ことが必要なんじゃないでしょうか。うまくいくほうの手でうまくいく行為をしてもらったうえで今度は機能していない手で同じことをやってもらっているわけで、それはある意味ではすんなりできる行為とすんなりできない行為の対比を見せてあげることによって、すんなりいかないことはどういうことなのか、振り返って反省してもらうための文脈を作っているということですね。うまく失敗してもらって自発的な反省を導くと言えばいいでしょうか。

本田　そうですね。それから脳卒中などによって麻痺が生じると、その動かない手足を動くようにしてくれと患者さんは当然望み、動かない手足を動かす訓練を期待する。つまり動かすことばかりに患者さんの意識が向くのですが、「感じるからこそ動くことのできる身体」になるというこちらの趣旨を患者さんに伝えるということも大事なことと思っています。繰り返しになりますが、臨床で多く見られる片麻痺の患者さんの麻痺側の手足は意図した動きができないだけではなく、感じられないことが多いわけです。一方で健常な側の手足は意図した動きができるだけではなく、感じることもでき、その感じたことに基づいて動きが調整されているという事実をその場で確かめていきます。たとえば乾いたグラスと濡れたグラスでは握り加減を調節するように。そうすると、麻痺した側も感じられるようになる身体に変化していく

と、それに伴い動きも変わっていく可能性がありますよという説明が
すんなり入ることも多いです。つまりまず感じる・感じないというと
ころを治療の入り口にするのがいいだろうという考え方ですね。うま
く感じるほうと感じられないほうとの比較を最初にやってもらうとい
うことが、田中さんのおっしゃる「違和感」という気づきを見つける
方法になるのだろうと思います。それでけっこう納得してくれる患者
さんもいらっしゃいます。治療に向き合う患者さんの姿勢が変わると
いうことですね。

田中　治療というとうまくいくことばかりがフォーカスされがちですが、う
まくいくことを導くためには、うまくいかないことの中で気がつかな
いといけないわけですよね。それはたぶん学習するということ全般に
関して言えることだと思います。エラーの経験が過剰すぎてもだめで
すし、でもエラーがないと上達する動機づけも起きないので、そうい
う意味で、適度なエラーに患者さんの「身体」を開いておくという
か、過ちや間違いやうまくいかないことや失敗という、一見するとネ
ガティブに見られがちなことに患者さんの「身体」をうまく開いてお
けるかどうかということがすごく大事だと思います。

本田　僕もそう思います…で、今、田中さんがおっしゃった「開いておく」
という言い方ですが、これは僕は、とても現象学的な言い方だなと
思ったんです。これはセラピストにはあまりなじみのないニュアンス
かなと思うんです。特に「身体性」の問題としてそれが「開いてい
る・閉じている」と表現するニュアンスについてちょっと説明してい
ただけますか。

田中　確かに、言われてみれば独特な言い方ですよね。…さっき僕が「開い
ている」と言った時に気にしていたことは、ある一点だけにフォーカ
スされているのではなくて、これから生じるいくつかの経験の可能
性に自分自身の構えが開かれているというニュアンスですね。つま
り、特定の経験だけにこだわらなくてもいい、他の可能性もあってい
い、答えがここにあるとしても、答え以外のものにも自分の「志向性
が向かっていくことができる」という感じですね。一定の幅で経験が
変化しうるということですね。

本田　自由度？

108

第2部　対話：リハビリテーションの臨床と現象学の方法

田中　はい。それでいいのかなと思います。これから生じうる経験の自由度、と言いますか。

本田　うまく失敗する話に関係あると思うのですが、田中さんが第1部で僕の本から取り出してくれた症例の話で「羞恥心」という問題があります。「自己意識的感情とリハビリテーション」という箇所です。

田中　はい。

本田　この患者さんに出会う前に治療をした別の患者さんがいて、その方との経験が、この患者さんの治療に役立ったのです。その方は美容師を目指していた若い男性で、日頃も自分の身だしなみも非常にこだわって気にする人だったんですが、事故で左片麻痺になり、下肢の麻痺もかなり重度で支柱付きの装具をつけて歩いていました。でもその方はいわゆるぶん回して歩くような自分自身の歩き方にほとんど気づいていなかったんです。で、実際にビデオでそれを見せたら「こんなにカッコ悪いのか、どうしようもない」という感じで、そのことに初めて気づいた時から自分の「身体」への向き合い方がはっきり変わったわけです。自分としてはかっこよく歩けていると、ファッションモデルのようにきれいに歩けているとまではいかないにしろ、それなりにと思っていたけれども。で、実際は驚きを隠せないほど違ったということに気づけたということで、これもうまく失敗できたことになるのかなと思ったんです。羞恥心というのは逆に自己肯定感というものがないと生まれないわけですから、それが適度な失敗か過剰な失敗かという観点から見ればとても微妙なところではありますけど、この若者の場合はうまくいったということです。

田中　お話を聞いていて思い出したことがあるので付け加えさせて下さい。少し前に病院に臨床見学に行ったのですが、セラピストの方が「7割ぐらいうまくできる課題を心がけます」とおっしゃっていて、それを聞いてうまい言い方だなと思ったんです。要は3割失敗するわけですよね（笑）

本田　（笑）

田中　つまりそれは本人が「自分はできない」という思いをもってしまってはいけないわけだし、簡単にできてしまうと本人にも学びの機会がないわけだから、本田さんが言う「適度な失敗」という含みがあったん

でしょうね、あの言葉には。

本田　たぶんそうなんでしょうね。それを学術的に言ったらヴィゴツキーの言う発達の「最近接領域」ということなんでしょうね。僕らが治療の「難易度」を設定する時の意識としては、その方にとっての「最近接領域」ということを考えるわけですね。簡単に言えば30センチの段を登ることが現時点でかなり難しければ暫定的に20センチから始めて少しずつ上げていくようにするというような物理的な要素だけではなくて、先ほどの注意力とか知覚の細分化の能力といった、本人の現在有しているいろいろな認知能力のレベルを測りながら調整していくということでしょうね。

「経験と言葉とがイーヴンである」ということの現象学的意味

田中　そういう意味では、セラピストの経験知として蓄積されている現場の知恵はたぶんたくさんあると思うんですけど、それが再現可能なものとしてセラピストの世界で受け継がれていないのかもしれませんね。そういった現場の経験知を発掘することも大事だと思いますね。どうすれば取り出せるのかな…こうやって議論していると、次に考えてみたいテーマとして現場の経験知があることに気づきますよね。

本田　そうですよね、確かに。さっき話しました物理的な難易度とか治療のための道具というものなら作れるのでしょうが、今の話のような、つまりセラピストの「個」のような存在も患者さんの回復に関与する道具のひとつとも言え、それを推し量るのは難しいですね。どのようにすれば、全体的にセラピストの水準を引き上げていき、なおかつ伝えていくことができるのかということですよね、この話は。

田中　原理、原則のようなものがうまく見つかると、そこからある程度体系化できるものがあるように思うんです。先ほどの「うまく失敗すること」も、おそらくもっとシャープに言語化していけば、連動して浮かび上がってくる論点はいくつかあるんだろうなという気がするし、本田さんがおっしゃっていた羞恥心のように、セラピストとの対人関係の中で喚起される感情も、一般的なセラピーの教科書の中には書かれていないけれどもすごく重要な話題なんだと思います。セラピストに

第2部　対話：リハビリテーションの臨床と現象学の方法

どういう介入を受けるかによって引き起こされる感情は現場でいろいろと変化していくわけで、そういった対人面や認知面や情動面などを、もうちょっと言葉にして分節できればいいのではないかな。

本田　言葉を選ぶとか、見つけるとか、伝える、やりとりするということになると、ずいぶん大変なことになりますよね…

田中　そうですね。言葉の問題というのは、たぶんスーパービジョンの制度がないと実現できない話だろうと思います。やって見せないとダメということが絶対にありますよね。

本田　特に若いセラピストに何を伝えたいのかということを理解しておく必要があるわけですから、まずは自分がやっている臨床の意味を僕なりに整理する必要があるんだと思います。僕たちがリハビリテーションで患者さんの回復をめざしているのは「行為」の回復という意味合いがあります。患者さんの「行為」の可能性、その自由度をどこまで広げることができるかということをめざして僕たちは患者さんに「身体」を介して感じる、思考するための問いかけをするわけです。そうしたセラピストからの問いかけは、患者さんにとっては自分で克服しなければならない問題の連続ということになります。それが訓練には集約されているんです。これは広く考えれば僕たち自身もあらゆる行為においてこうした問題とその解決のための感じること、思考することを繰り返してきたわけです。この繰り返しの結果として、通常の健常な状態ではエラーが起きていないので、そうした問題の解決のプロセスは意識にのぼることはないのだと思います。つまり当たり前の行為は、ひとつの習慣になっていく、だから前反省的なレベルでも、それが流れるままにできていると言うこともできるのではないかと。

田中　そうですね。

本田　でも患者さんの世界では病理があってそれがうまくできていない状況があり、そのための「行為」の困難がある。その解決のためには健常な状態では意識することのない「問題とその解決」という、いわば学習の仕組みに則って患者さんへの治療の方法を考えなければいけないわけです。そんな治療を通して患者さんが取り組んでいることは、先ほど現象学がやろうとしていることとして考えたような「知覚することを記述していく」という作業なんだと思います。それは言葉の問題

でもあると思うわけですね。患者さんが取り組んでいることも、ある
いはセラピストがそれを助けるためにどのように言葉を使わなければ
ならないかということも含めたこととして。そんなふうに考えます
と、田中さんの著書『自己と他者』に書かれてあったその…現象学で
はしばしば生きられた経験を反省へともたらし、生きられた経験の構
造と意味を理解することが現象学の重要な使命であると…これはまさ
にリハビリテーションそのもののことを言っていると思ったんです。
こういう対話をしてきて、田中さんからみても逆にリハビリテーショ
ンは現象学と通じるものがあると思うのか、あるいは違うのかという
ことについてどう思いますか。

田中　そうですね。もう一度、さっきの本田さんの本の話に戻りたいんです
けど、僕は自分の第1部の原稿を書くために本田さんの著作を改めて
もう一度読み直しながら原稿を書いていたんですね。自分の原稿の中
で本田さんの著作から引用するならどこがいいかなと思いながら読み
直していたんです。本田さんが本の中で記述されていることは、さっ
きも言いましたが「差し引きゼロ」、経験をまさにありのまま言葉に
できているという感じを僕は強く受けて、とても共感したんですね。
これは現象学が実践していることでもあるからです。先ほどから何回
も言っている通り、生きられた経験を反省にもたらすうえで一番重要
なものは言語なんです。その言語の介入が過剰になっちゃうと生きら
れた経験が小さく見えてきちゃいます。逆に言葉が足りなすぎると生
きられた経験が大きく、捉えどころのないものに感じられます。この
経験が反省にもたらされる時に、ちょうど経験と言葉とがイーヴンな
関係にあるかということが、まさに現象学が学問として命を保てるか
どうかの要（かなめ）なんですよね。僕自身は現象学をそのように受
け止めています。言葉が過剰になるとどうしても経験が嘘になってし
まいます。実際、言葉巧みで文章が上手い人が経験を記述するとイン
スピレーションにあふれる素晴らしい文章が書けるんですけど、それ
が本当に生きた経験になっているのかというと、そこには装飾とか過
剰な脚色のようなものが紛れ込んでくるわけです。今日は何回も言っ
てますけど、本田さんの治療の映像を見た時に僕がびっくりしたの
は、ああこの映像って本に言葉で書いてあることと同じじゃないかと

いうことでした。まさに現場で起きていることをプラスでもマイナス
でもなく、あるがままに言葉にできるということはすごく重要です。
本田さんがリハビリテーションの現場と執筆を往復しながら実践され
ている経験の記述は、ある種の現象学であると言っていいと思いま
す。生きられた経験を言葉にする作業が、現象学とリハビリテーショ
ンを結ぶ重要な鍵になっているのかなと思うんです。

「ただ、結び合わせよ…」

本田　ありがとうございます。もう一つだけ突っ込んでお聞きします。

田中　はい。

本田　経験と言葉とがイーヴンになっているかどうかということを、どのよ
うな客観性をもって、あるいは尺度をもってそれが行き過ぎていない
かどうかを田中さんが判断されているかということなんです。それは
現場でもセラピストがそれを内省しなければならないことだと思うん
ですね。

田中　それは素晴らしいご質問だと思うんです。ただ、今使われた「客観性」
ということなんですが、僕はそこに「客観性」というものはないと
思っていて、「客観性」の代わりに「普遍性」があると思っているんで
す。どういうことかと言うと、この言葉は本当にこの一例、この一回
の経験にしか当てはまらないかもしれないんだけど、それを読んだ人
が深く納得するというようなことです。そうしたことがおそらくある
と思うんですね。それが客観的なものなのかと言えばたぶん違うんで
すよ。経験と言葉の関係は、定量的に評価できないような次元にある
もので、究極的には読者にとって言葉がストンと落ちるかどうかとい
う問題だと思います。詩の言葉には、尺度をもって評価できるような
客観性はないですが、他者である読者の心を摑んで離さない普遍性は
あるわけで、それと同じことかなと。…ただ、一般的なトレーニング
の問題として言えば、一人の患者さんを複数のセラピストが言語的に
表現した時に多くの人が腑に落ちる表現もあれば、そうではない表現
もあると思いますし、そういう意味での間主観的な評価というのは可
能だと思います。同じ症状の記述に対して多くの人が納得できる・で

きないという幅のようなものは必ずあると思うので、そうした間主観的な評価を交えて、同じ職業人としての言語的なトレーニングに磨きをかけていくということは大事なんじゃないかと思います。

本田　うーん、そうなんですよね…

田中　僕が逆に気になるのは、本田さんはその言葉のセンスをどういうふうに磨いてこられたかということです。先ほど話してくれたように、患者さんの症状を正確に理解しようとして、患者さんの発する言葉からさらに自分の言葉へと遡及されているんだなということはわかったのですが、セラピストになるために学校に行っても、患者さんの言葉の理解の仕方なんてきっと教わらないんだろうと思うんです。皆さん、現場に出ていろいろな経験を積む中で患者さんの語っている言葉がわからないとか腑に落ちないとか思ったことがたくさんあって、その場面一回一回の理解にこだわってきたのではないかと推測しているのですが…

本田　そうですね、たぶん僕の今のような臨床態度が始まった最初の経験は、僕の本のタイトルになっている「豚足に憑依された腕」のお話をされた患者さんとの出会いだろうと思います。麻痺した自分の左腕が豚足にとり憑かれて気持ち悪いなんて、すぐに理解できないじゃないですか。すぐに理解できないんだけども、なんとなく受け入れられる自分がいたかもしれません。実は僕自身も中学生ぐらいからOT（作業療法士）になってからのしばらくの間、30歳頃でしょうか、その頃までおかしな経験をいくつかしていましたので。たとえば、10代の頃は、いわゆる夜の寝しなに金縛りは頻繁に。そして同じ日に連続的に起きることがあり、頭の中で「また（金縛りを引き起こす存在が）来るぞ」と思っていると、「また来たとはなんだ！！」とその得体の知れない存在から怒鳴られる声が確かに聞こえたんです。怖かったです。それから別の日には仰向けで寝ているとまた金縛りになって、天井から、その得体の知れない存在が目の前に迫ってきて自分の腹部に、確かに何かが「ゴボッ！」って入ったんです。これも怖かった。その後は何も異変は起きませんでしたが。それから20代後半の時期のことですが、深夜から早朝にかけて勉強していたある日のことなんですが、気づくと部屋の壁、天井がどんどん自分に迫ってきて自分の

いる空間が押しつぶされていったんです。そしてこのままここにいたら「死ぬ」って思って、慌てて外へ脱出するんです。助かった！と思って空を見上げると、今度は電信柱にとまっていたカラスが僕を見て罵倒してきたりとか、まあ、今で言うところの睡眠麻痺や幻聴、身体幻覚のようなことを経験してきたことは、患者さんの体験世界を理解するという意味では関係していると思います。それからOTになって2，3年目ぐらいですが、自分なりにいろいろ本を読んで運動学習のことや予測に関して、かなり勉強した時期がありました。そのころのある日の夜、また金縛りにあったのですが、その時なぜか、その得体の知れない存在に、自分の寝ている左の後ろから手を摑まれるって予期が立ち上がったんです。そしてその瞬間、本当に摑まれたんです。身体幻覚ですが（笑）。その時なぜか怖くなかったんです。「ああ、幻聴とか幻覚とか、そういった現象は、外から起きているものではなくて僕自身の脳がつくりだしていることだ」と、そう悟った瞬間だったかもしれません。それ以降、不思議なことに金縛りなど怖い現象はほとんどなくなったんですよ。

田中　へぇー、やっぱり想像を絶する経緯があったんですね！

本田　で、さっきの豚足に憑依された腕の患者さんと出会った時期とイタリアに行っていろいろなことを勉強させてもらったこと、そして患者さんの声を聞けとペルフェッティ先生がおっしゃっていたり、患者さんの意識経験についての研究がイタリアでも始まったことと重なったことで、僕が患者さんの言うことに徹底的にこだわるようになったんだと思います。もっと言うなら、自分には語彙力が少ないというコンプレックスもあるのでしつこく辞書ばかり引くという習慣もあって、患者さんが言った言葉の意味をあれこれ解釈することを自ずとするようになって、そのうえで認知心理学とか言語学の本を読んだりすることが入ってきて…というのが今の僕をつくってきたということでしょうね。

田中　それって、面白いです。ぶっ飛んだ経験が先行していて、それをなんとか理解しようとして、言葉へのこだわりに辿り着く。この経路には見るべきものがありそうです。

本田　あと、もうひとつだけ言うとですね、うちの家系には吃音があって、

言葉をしゃべるということに、何か緊張感があるんですね。僕は15から18歳まで横須賀の自衛隊の学校に入ったんですけど、そこには全国から猛者が集まってきていて、言い返せないとつぶされる、のされる（殴り倒されるの意）と、生きていけないというようなある意味強制的な空気、環境があって、その結果、表面的には吃音を克服しました。でもその反動として今度は多弁になっていました。だから逆に、そのことに気づいてから相手がどんなふうにしゃべっているのかということが気になると、また相手の話が入ってこなくなったり、話せなくなる。そんなことも僕の今のありようの理由にあるかもしれませんね。…まあ、僕のことだけしゃべっていても仕方ないですけど。いずれにしても、ここで若いセラピストに誤解されたくないのは、今の僕の生い立ちのような話は、一見特異的な経験のように見えます。そうかもしれません。だとしても、そういう経験をしなければ患者さんの語る言葉を理解したり、その言葉の背後を考えることができないわけではないということは強調しておきたいです。今ここで語っている内容も含めてですが、いろいろと本を読むこと、そして読んで浮かんできた自分の気持ちや考えを書き留めておくこと、そしてそれを頭の片隅に置きつつ臨床をすること、そして、その中で患者さんの生きている世界をイメージし、患者さんから得た言葉の意味を思考し続けること、そして、自分の頭の中で浮かんできた言葉を患者さんへ投げかけてみること、この循環が大事なことで、それを怠らないことが一番大事かと思います。

田中　たとえばメルロ＝ポンティやサルトルが書いているものにしても、やっぱり私がこの世界の中にいるそのなじみの感覚と、それが裏切られる時の疎外の感覚というものの間を行ったり来たりしていて、そうした経験を繰り返すほど、自分が自分でいるための拠り所になってくれるものは、結局は言葉しかないわけで、だから現象学者は言葉にするということにこだわるんだろうと思います。生きられた経験の中に違和感がなければ、すべて「生きられた」ままでいいわけじゃないですか。素通りしちゃえばいいわけで。「生きられた」ものの真理に迫りたいと思うのには、やっぱりいったんはそこから疎外されるという経験があるからこそなわけです（笑）

第2部　対話：リハビリテーションの臨床と現象学の方法

本田　なるほど、そうですね（笑）

田中　だから最初にあるのはその人にとっての大きな違和感なんだろうと思うんですね。なぜか、先ほどから最初に本田さんに会った時の不思議な感じのことを思い出しているんですけど…それは一種の親和性というかなじみの感じで、初めて会っているのだけど、初めてじゃないという感じでした…僕がその時感じたのは…いくつかの人生の曲がり角で、自分はそっちの方角を選択しなかったんだけど、もしもそっちを選択していたらこの人みたいになっていたんだろうな、という感覚でしたね。生きられなかったもう一人の自分、とでも言いますか。

本田　そうなんですね…僕からすれば話しかけてもいい人だとわかったと言いますか、何かスッと入っていける感じを感じたから、僕も懇親会では、初対面なのに、かなり突っ込んだ話もさせていただきました。普通はそんなことはなかなかできないことが自然にやれたようなことだったと思います。

田中　僕なりの言い方をすれば、本田さんとの出会いの仕方もそれに重なるのかもしれないですが、今日の対話は、言ってみれば現象学がリハビリテーションの臨床に「受肉」したということのように思えますね。

本田　「受肉」した…現象学という学問の中身が、言葉が、リハビリテーションの臨床の形をとって現れるという意味ですね。だとすると、それはすごいことで、それは新たな始まり…なのかもしれないですね。

［対話を終えて］

現象学の受肉

田中彰吾

　この10年近く、「身体性人間科学」という標語を掲げて学問的探究を続けてきた。私自身はもともと「心の科学」としての心理学を学ぶべく研究の世界に身を投じたのだが、学び始めて早々に大きく躓いてしまった。心理学の研究パラダイムを支えている「心の見方」そのものに違和感が募り、普通の大学院生と同じように学び続けることができなくなってしまったからだ。

　ほどなくして理解できたのは、従来の「心の科学」は「心」を研究対象として定義する際に身体との関係をことごとく捨象しているということだった。心理学を学び始めた頃からうすうす気になってはいたものの、それに反省の言葉が届くのには時間がかかった。決定的な契機は、「心の計算理論」に関するとある先生の講義を聴いている最中に訪れた。講義によると、心は一種の計算機のようなものである——知覚を通じて取り入れた外界の「心的表象」を、心の中に蓄積された他の様々な知識や記憶と結びつけ、与えられた状況に対する意思決定を下し、最後に行動として出力する——知覚による「入力」と行動による「出力」までの情報処理過程はコンピュータが行っている「計算」とみなすことができる……。このような趣旨だった。

　ここには、「心」は知覚と行動の間に挟まれている「内的過程」であり、知覚と行動を担う「身体」からは相対的に独立している、という見立てが働いている。すでにここまで本書にお付き合いいただいた読者には自明なことと思われるが、この見立ては大雑把に過ぎるし、身体を除外している点で間違っている。心が計算機であり、一種のプログラムであるとするなら、そのようなプログラムが実現すれば大型計算機でもパーソナルコンピュータでもスマートフォンでも機能することになる。どんな媒体にも搭載できる「同じ一つの心」という想定は明らかにおかしい。

　心の働きはむしろ、それを搭載する媒体である「身体」に大きく依存するのである。ヒトの身体はゾウの身体やカメの身体とは異なる形態を持ち、知覚の仕方も行動の仕方もそれぞれの種で違っている。そして、同じ種として

括られるヒトだってみな同じではない。ヒトとして共通の形態や構造の身体を持っているとしても、その身体が備えている習慣やスキルは一人一人で大きく異なっている。

　説明の際によく用いる比喩だが、泳げる人と泳げない人を例にとって考えてみるといい。二人が並んで同じプールの水面を見ているとしても、入力から出力までが異なるのは言うまでもない。水面を見ながら、一人は「気持ちよく泳げそうだ」と感じて準備運動を始め、もう一人は「足がつかなくて溺れそうだ」と感じて尻込みする。水をどのように知覚するか、それをどのような経験の記憶と結びつけるか、どのような行動として出力するか（あるいはどのような反応が表出するか）、身体に堆積されたスキルに応じて一連の心的過程がすべて違っているのである。知覚も行動も内的過程も、すべて「生きられた身体」に相関して変化するのである。

　心の働きがその媒体である身体のあり方（形態・構造・機能・スキル等）と不可分の関係にあるとの問題意識は、特に認知科学の分野では早くから共有され、1990年代には現象学の影響もあって「身体性認知科学」と呼ばれる領域が確立された。ただ、個人的には「認知」だけを対象とするのでは枠組みが狭いことがずっと気になっていた。心の機能が身体と不可分であるとするなら、「心の科学」は拡大して「心身の科学」として扱う必要があるし、それは心身の総体を対象とする「人間の科学」を構想することでもあるだろう。「身体性人間科学」はそうした思いを反映した私の造語である。

　私が探求しているのは「人間の科学」であり、認知だけを扱うものではない。身体を通じた環境との相互作用、その相互作用から立ち上がる身体的な自己（ミニマル・セルフ）、身体を持つ人間同士の出会い（間身体性）、言語と非言語を通じて重ねられる社会的相互作用、それらの相互作用を通じて形成される物語的な自己（ナラティブ・セルフ）、といった幅広いテーマを扱うものである。

　本田さんと対話して印象的だったのは、「身体性人間科学」の出発点にある「生きられた身体」に現場の経験を通じて迫ろうとするその姿勢だった。理学療法でも作業療法でも、リハビリテーションの出発点に置かれているのは医学モデルに基づく患者の身体の理解である。それが重要なのは言うまでもないが、それでは私たちの身体の半分を捉えたに過ぎない。対話でも述べた通り、ケルパー（物理的身体）だけでなくライプ（生きられた身体）を捉えなければ身体を十分に理解したことにはならないからである。

リハビリテーションの過程では、患者が運動機能を回復して、回復した運動機能を生活世界の中で発揮できるようになることが必要になる。リハビリテーション室という人工的な環境の中で身体運動ができるだけでなく、現実の生活環境における具体的な行為へと展開できることが課題になる。医師はその立場上、診察室の中で三人称的に身体を観察するにとどまり、患者のケルパーにしか配慮できない場合も多い。だがセラピストはリハビリテーション室と具体的な生活環境の双方、患者のケルパーとライブの双方に目を配らせておく必要があるだろう。

　本書の第2部で話題に登場するさまざまなテーマ——ケルパーとライブ、生きられた身体、間身体性、ミニマル・セルフとナラティブ・セルフ、身体図式と身体像、行為と反省、経験を捉える言葉など——は、理学療法士にとっても作業療法士にとっても聞き慣れないものかもしれない。ただ、本田さんの発言から読み取っていただける通り、患者が自らの症状や病態について語る言葉の含意を正面から受け止めて理解しようとすると、結局はこれらのテーマに行き当たるように思われる。経験をありのままに捉える現象学の営みが、セラピストの皆さんの探求に役立つところがあれば、著者としてもありがたく思う。

　2023年秋から始まった共同研究のプロジェクトでは、リハビリテーションにおいて患者のナラティブ・セルフがどのように身体的な回復過程と連動しているか解明することを目指している（JST-CRESTマルチセンシング領域「ナラティブ・エンボディメントの機序解明とVR介入技術への応用」、代表：嶋田総太郎、主たる共同研究者：森岡周・田中彰吾）。こちらは、認知神経科学、リハビリテーション、現象学の三巴で課題に取り組んでいる。認知神経科学とリハビリテーション、認知神経科学と現象学にはこれまでにも研究上の連携関係が見られたが、リハビリテーションと現象学の本格的な連携はこれまで少数の例しかなかった。対話の最後で本田さんと確認した通り、本書が現象学をリハビリテーションの現場に受肉する手始めの試みになっていれば幸いである。

[対話を終えて]

リハビリテーション現象学へ

本田慎一郎

　田中さんとの対話を終えたある夜、書斎の椅子に腰かけ、何気にゆっくり目を閉じた。それは、まどろみの中の「夢」だったかもしれないし、淡い期待の反映としての「想像」だったかもしれない。数年後の、とある学会二日目のホワイエですれ違った初めて会うセラピストとの会話シーンだった。

本田　あっ、その本・・・

セラピスト　そうです。昨晩、一気に読ませていただきましたが、お聞きしたいことがあるのですが？

本田　昨晩、一気に。すごいですね。勿論、どうぞ。

セラピスト　第二部の田中先生との対話編で、本田さんが、それは後でじっくり考えてみたいですねとか、まだ半分はわからないところが・・・など、そういうくだりで終わって、次のテーマに移っていくという場面が、4、5か所かありましたね。

本田　はい。そのとおり。ありましたね。

セラピスト　個人的には、それらどれもが、すごく気になって。その後、本田さんなりの辿り着いた考えなどあったら、少し教えてくださいませんか。

本田　1つに絞るとしたら、何のテーマが気になりましたか。

セラピスト　はい。私は「推論の前に微細な変化を知覚する」についてです。

本田　では、その話を。田中さんは、患者さんの意識世界に迫っていくには、推論の前に身体と身体が共鳴する関係がすでに生じていて、その結果、相手の微細な変化を自分の身体の中に感じる、気づくことが、まずは重要ではないかと。そして、さらに見る、触れるなどの知覚経験によって、それは、より顕在化してくるのではないかと示唆に富んだお話をしてくれました。とはいえ、臨床的に漠然と見ていたり、触れていただけじゃ、「微細な変化」には気づけない。つまり素通りしてしまう。ここでいう「変化」とは、現時点においてある病理を含んだ身体の状態が異なる状

態に変わることといえるので、それには、何らかの身体に関する指標、基準となるものが必要となります。それが現象学でいうところの「ケルパー」と「ライプ」に求めることができます。ではそれらは、どのようにして得ることができるのか、左片麻痺Aさんの初回評価場面という設定で説明しますね。まず、はじめにAさんに、歩く姿をみせていただくことで四肢に出現する全身の運動の異常要素を「ケルパー」の情報として得ることができます。一方、「ライプ」は、その人「らしさ」につながる自身の身体や世界との関わりで生じる情報といえるので、視覚的な観察だけでは捉えることはできません。ですので、Aさんに対して身体に関する問題を提示し、それに答えてもらうやり取りで、はじめて浮き彫りになります。例えば左側の足底で触れた地面をどのような硬さとして知覚しているか、あるいは、そもそも麻痺していない右側では、どのように感じているかなどの比較も含めた問いを提示し、Aさんがそれらの問いに答えを出すというやり取りで得られます。このようにしてセラピストに取り込まれた情報、身体化された情報といってもいいでしょうが、その後の「微細な変化」に気づくための1つの指標、基準、つまり比較対象となる情報を自身にもつということです。またこのような指標、基準を持ちながら訓練を進めていくと、みな一様の片麻痺の歩行にみえても、実はそれを生み出している内実は個々に違うということがみえてきます。つまりそれは病態の捉え方が変わり、介入の切り口も変わっていくということを意味します。このような考え方は、田中さんから教わった言葉でいうなら「エナクティビズム」に基づいたリハビリテーションの実践といえます。言い換えるなら「行為によって認知は変化するし、認知のあり方が変わることによって行為も変化する」という考えに基づいた臨床実践ということです。さっきのAさんの歩行は麻痺側への荷重が不十分でゆっくりしか歩けない不安げな様子がみてとれたとします。「ケルパー」的視点でいえば麻痺した下肢の筋が弱いとか、異常な筋緊張でアライメントが崩れているとか、バランスが不良だからなどがあげられるのですが、「ライプ」的視点では、例えばこのようなやり取りから始めていきます。「Aさん、今歩いてもらいましたが、ちょっと不安そうにもみえましたが」と。するとAさんは「なんか怖いんです」と。そこで、僕が「何が怖いんでしょうね」と。すると、しばしの沈黙「・・・」。そこで僕が「例えば、左足を前に振り出す時と支える足となる時、どっちの時のほうが怖いですか」と。すると「左足で身体を支える時

が怖いんです。なんか、こけそうで」と。そこで「こけそうというのは、どの方向にでですか」と。するとAさんは再度沈黙「・・・」。つまり漠然とした転倒に対する怖さは知覚しているけど、それ以上の詳細は、自らのみではみいだせないのです。そこで、一緒にそれを探しにいくわけです。訓練で。つまり転倒に対する怖さは、どのような動きの方向で生じるのかを検証できる設定にします。そして訓練で分け入っていきながら「さっきの怖いっていう気持ちは、この動きの方向の時ですか」と前後左右の方向をそれぞれ確かめていきます。すると「前に倒れそうに感じます」と。そこで僕は「右足は、同じ前方向で怖さはでですか」と。すると「いえ右は大丈夫です」と。そういいながらも、Aさんが僅かに首をかしげ、何か訴えたいような表情や仕草の変化を僕は知覚したので、「どうしましたか？何か感じたことあれば何でも」と。すると「いえ、あのー、右足では体重が踵から指のほうへ移動する感じが、はっきりあるのですが、それが左にはないというか、それに足裏は腫れて膨らんでいるような」と。そこで再度課題を提示しながら、漠然とした、消えそうな知覚経験を再度顕在化し、言葉化して鮮明にしていきつつ、訓練を続けます。すると今度は、他動的にAさんの足を動かしていた僕の手という身体が、Aさんの左足に感じていた抵抗感がわずかに減少し、滑らかに前方へ荷重できてくるという変化を知覚しはじめます・・・あくまでこれは一例ですが「微細な変化」の内実とは、本来であれば素通りされてしまう、目にはみえない「身体図式」または「生きられた身体」の状態の変化に関する情報のことといえそうです。どうでしょうか。これが、「推論の前に微細な変化を知覚する」について、僕が理解したことの一つです。他のテーマは今度の楽しみに。そろそろ行かないとね。

　この物語のような私の意識内容は「夢」か「想像」か、しばらく気になっていた。しかしある考えにいたってから、このことは全く気にすることではないと思えるようになった。それは田中さんとの対話は、身体が呼応したと思える経験だったからだ。すなわち、これは紛れもなく、私の経験が私の意識に影響を与え、田中さんから教わった現象学がリハビリテーションの中に散りばめられた1つの姿、臨床のエキシビジョンマッチとして顕れたのだと、そういう考えにいたったということである。いずれにしても、本書が患者（利用者）さんの行為の回復に関わるセラピストにとって、果敢に挑んで

いける助けになったり、これまで歩んできた道でいいのだと自身を信じる力になれば幸いである。

田中彰吾 (たかな しょうご)

1971年　東京都生まれ。

2003年　東京工業大学大学院社会理工学研究科修了 (博士・学術)

東海大学総合教育センター講師、ハイデルベルグ大学社会精神医学センター研究員を経て、現在、東海大学文化社会学部心理社会学科教授、同大学文明研究所所長。理化学研究所客員研究員、人文系学術誌『Human Arenas』編集委員等を務める

[単著]

『身体と魂の思想史－「大きな理性」の行方』(講談社, 2024年)

『自己と他者－身体性のパースペクティヴから』(東京大学出版会, 2022年)

『生きられた〈私〉をもとめて－身体・意識・他者』(北大路書房, 2017年)

[共著]

『自己の科学は可能か－心身脳問題として考える』(新曜社, 2023年)

『アフォーダンス－そのルーツと最前線』(東京大学出版会, 2023年)

『認知科学講座1 心と身体』(東京大学出版会, 2022年)

『ソーシャル・コンストラクショニズムと対人支援の心理学－理論・研究・実践のために』(新曜社, 2021年)

ほか

本田慎一郎 (ほんだ しんいちろう)

1971年　北海道帯広市生まれ

2000年　日本福祉リハビリテーション学院卒業 (作業療法士)

水口病院、甲西リハビリ病院、摂南総合病院、ヴォーリズ記念病院、守山市民病院に勤務を経て、現在、有限会社 青い鳥コミュニティー (放課後等デイサービス) 取締役、リハ塾SHIN (脳卒中専門の訪問型自費リハビリ) 代表を務める

[単著]

『豚足に憑依された腕－高次脳機能障害の治療』(協同医書出版社, 2017年)

[共著]

『臨床ノートの余白に－発達支援と高次脳リハビリテーション』(協同医書出版社, 2021年)

『臨床のなかの物語る力－高次脳機能障害のリハビリテーション』(同上, 2020年)

『臨床のなかの対話力－リハビリテーションのことばをさがす』(同上, 2019年)

『食べることのリハビリテーション－摂食嚥下障害の多感覚的治療』(同上, 2019年)

生きられた身体のリハビリテーション～身体性人間科学の視点から

2024年9月25日　初版第1刷発行
定価はカバーに表示

著　　者　　田中彰吾・本田慎一郎 ©

発 行 者　　関川　宏
印刷・製本　　横山印刷株式会社
発 行 所　　株式会社協同医書出版社
　　　　　　〒113-0033　東京都文京区本郷3-21-10
　　　　　　電話：03-3818-2361／ファックス：03-3818-2368
　　　　　　https://www.kyodo-isho.co.jp

ISBN 978-4-7639-1095-0

JCOPY 〈(社)出版者著作権管理機構 委託出版物〉
本書の無断複写は著作権法上での例外を除き禁じられています．複写される場合は，そのつど事前に，
(社)出版者著作権管理機構（電話 03-5244-5088，FAX 03-5244-5089，e-mail：info@jcopy.or.jp）の許諾
を得てください．
本書を無断で複製する行為（コピー，スキャン，デジタルデータ化など）は，「私的使用のための複製」など著作権法上
の限られた例外を除き禁じられています．大学，病院，企業などにおいて，業務上使用する目的（診療，研究活
動を含む）で上記の行為を行うことは，その使用範囲が内部的であっても，私的使用には該当せず，違法です．
また私的使用に該当する場合であっても，代行業者等の第三者に依頼して上記の行為を行うことは違法となります．